读客® 家庭健康必备书

实用，有效，安全

速查速用
值得珍藏

纯食材配方

很老很老的老偏方

护肤难题一扫光

美白·保湿·祛痘·祛斑·抗皱

皮肤博士多年精心收集
最古老、最齐全、最安全
巧护女人肌肤的经典老偏方

皮肤博士 莫秀梅 著
（中华人民共和国医师编号：141440000302273）

廣東省出版集團
广东科技出版社
·广 州·

图书在版编目（CIP）数据

很老很老的老偏方，护肤难题一扫光 / 莫秀梅著 .
— 广州 : 广东科技出版社 , 2013.8

ISBN 978-7-5359-6292-8

Ⅰ . ①很… Ⅱ . ①莫… Ⅲ . ①女性－保健－
基本知识 Ⅳ . ① R173

中国版本图书馆 CIP 数据核字（2013）第 154894 号

责任编辑：吕 健
特约编辑：符马活 读客朱华怡 读客王唯径
封面设计：读客图书 021-33608311
责任校对：盘婉薇
责任印制：罗华之
出版发行：广东科技出版社
（广州市环市东路水荫路 11 号 邮政编码：510075）
http: //www.gdstp.com.cn
E-mail: gdkjyxb@gdstp.com.cn（营销中心）
E-mail: gdkjzbb@gdstp.com.cn（总编办）
经 销：广东新华发行集团股份有限公司
印 刷：北京盛兰兄弟印刷装订有限公司
（北京市大兴区黄村镇西芦城黄鹅路西 邮政编码：102612）
规 格：680mm × 990mm 1/16 印张 13.5 字数 172 千
版 次：2013 年 8 月第 1 版
2013 年 8 月第 1 次印刷
定 价：29.90 元
如有印刷、装订质量问题，请致电 021-33608311（免费更换，邮寄到付）

目 录

第一章 美白老偏方，美白其实很简单

想拥有白里透红的肌肤并不难，关键是你要找对方法。

第二章 保湿老偏方，护肤先从补水开始

留住皮肤中的水分，你就是花样美人。

第三章 祛痘老偏方，帮你找回光滑清透的脸庞

彻底告别了痘痘，才算迎来了青春。

第四章 祛斑老偏方，让你的脸像剥了壳的鸡蛋，永无瑕疵

斑斑点点不见了，肌肤宛如新生。

第五章　抗皱老偏方，让别人猜不出你的年龄

你无法阻挡年龄的增长，但皱纹，你可以做主！

第六章 其他美容老偏方，护肤难题一扫光

做漂亮女人不难，巧用方法，任何难题都能解决。

第一章

美白老偏方，美白其实很简单

想拥有白里透红的肌肤并不难，关键是你要找对方法。

俗话说，“一白遮三丑”，意思就是，只要皮肤白，脸上的其他缺陷都可以被遮盖了，因此，“美白”向来是女人护肤的头等大事。自古以来，女人们一直都在追求令肌肤白皙的方法，但古人的美白和现代意义上的美白不同。在古代，如果要形容一个女人很美，最常见的一个词就是“如花似月”。花，指的是红色，月，指的就是白色了，可见，古人所追求的美白，其实是一种“白里透红”的自然状态。而现在，我们大多习惯通过外用的护肤品来使皮肤单纯变白，且不论这样做是否真的能美白，对我们皮肤的伤害也是不可估量的。

其实，如何“美白”，古人早已为我们贡献了很多智慧，在《本草纲目》《普济方》等诸多古代医书中均有记载，它们都是不可多得的自然美白妙方。现在，就跟随本章内容，一探究竟吧！

1. 皮肤晒黑别着急，蛋清敷脸让你白回来

难题：皮肤晒黑

很老很老的老偏方：将3个生鸡蛋放入白酒中浸泡28天后，每晚取蛋清敷面。坚持3天，此后每周敷脸1～2次，1个月后可见效。

注意：这个方法适合油性皮肤，干性皮肤可加入半杯新鲜牛奶和2小勺蜂蜜，美白保湿效果更佳。

世界上有没有能让女人瞬间变白的美白产品呢？据我所知是没有的。要知道，凡是宣称可以速效美白的产品，不是广告夸大其词，就是美白成分里有见不得光的东西。曾经有报道揭露过，一些快速美白的产品都含有过氧化氢（旧称双氧水）。

有点常识的人都知道，过氧化氢具有消毒、防腐以及脱色等作用，医疗上常用其作为消毒杀菌的基本药物，现实生活中我们也常用来漂白衣物、烫染头发。把过氧化氢直接涂抹到皮肤上，理论上，皮肤应该会像衣服一样被淡化、被漂白，但是如果你事先知道过氧化氢的另一特性，你还敢用它吗？

过氧化氢的本质是一种强氧化剂，具有强烈的刺激性，使用不恰当，会破坏皮肤细胞，让皮肤变得更粗糙。

美白产品中还有一些常被曝光的成分，如铅、汞等重金属。古代有很多宫廷美白秘方也含有这些有毒物质。汞有抑制黑色素细胞生成的能力，能使皮肤变白，不过汞的毒性很强，一旦进入体内

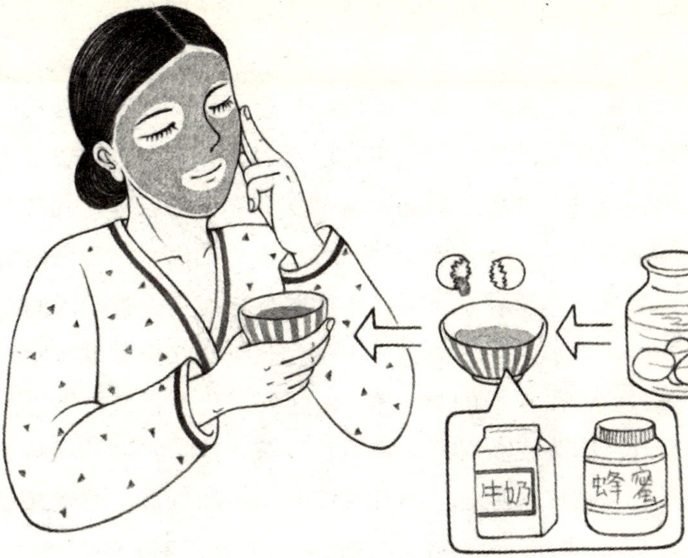

用蛋清敷脸，晒黑后就能立即白回来。

就很难排除，久而久之会使皮肤出现汞中毒的现象，甚至还可能长白斑。现在有不少无良商家在美白面膜、美白面霜中添加铅和汞，虽说用上十多天就有立竿见影的效果，可对皮肤的伤害是无法估量的。另外还有些美白产品，添加了被禁用的化学物质，如氢醌、维A酸，或超标高浓度的果酸、壬二酸等，这些对皮肤都有一定的刺激性。因此，爱美的女人们千万不可急功近利。

人的皮肤之所以黑，不外乎有三种原因：一是遗传；二是长期接触紫外线、辐射等；三是内分泌失调，皮肤无法正常排出黑色素，造成沉积。如果是后天形成的黑皮肤，是可以挽救的。

两个月前，有位女大学生来找我开药，临走时突然问我，用什么水果敷脸可以让皮肤白一点？我认真地打量了这位女生的脸，有些黝黑，皮脂稍多了些，但基本上是一种健康的肤色。原来她今年九月份刚入学时参加了军训，皮肤在烈日当空下曝晒了好长时间，虽说每次都涂了防晒霜，但还是晒得黑乎乎的。她说以前晒黑了很快就能白回来，这次可能是晒了太多天，过了两个月，肤色还没完全恢复白皙。

黑色素沉积其实是人体皮肤的一种自卫方式，在紫外线的刺激下，如果你皮肤里的黑色素过少，就很容易被晒伤，这也是为什么白色人种较黑色人种皮肤更加容易晒伤和癌变的原因。我告诉这位女生，像她这么年轻，身体没什么大毛病，晒黑后即使不用任何外在方法，皮肤也比较容易恢复。用面膜变白也需要很长时间，而且不一定管用，特别是水果面膜，不少女孩子喜欢用黄瓜敷脸，期望皮肤可以吸收黄瓜里面的维生素C，起到淡化黑色素的作用，但效果未必很好。因为皮肤对外来物质有屏蔽作用，特别是一些大分子物质，不容易被皮肤吸收。况且有些水果，如柠檬，或者其他具有光敏性的水果，敷后容易引起皮肤过敏、发红，不太安全。

“那为什么有些人敷面膜管用呢？”这位女生显然想辩驳。我笑了笑告诉她，水果面膜是可以起到短暂的补水保湿功效，皮肤一旦吸收水分，在视觉效果上的确会有变白的感觉，但是等皮肤的水分蒸发干了，还是会露出真面目来。我不是说所有面膜都不可取，有些含脂质成分的美白面膜还是有点作用的，比较容易被皮肤吸收。很多护肤品在添加维生素等多种营养成分时，总不忘添加脂质，就是这个原因。

听我说了这一番话，她显得有些失望。我安慰她说，如果真想尽快变白，我倒有个方法：将3个生鸡蛋放入白酒中浸泡28天后，每晚取蛋清敷面，可使脸部皮肤逐渐变白。这个方子出自《普济方》，简便易操作，美白效果比水果面膜要好。其中，白酒主要用来软化鸡蛋，蛋清才是这个方子的重点。蛋清质地清亮细腻，不但可以使皮肤变白，还能使皮肤细嫩。它含有丰富的卵黏蛋白，对皮肤有很强的黏着性，容易在皮肤表面形成一层薄膜，起到保湿、防皱的作用，保护皮肤免受外来刺激。

这位女生听了我的解说后，很满意地走了，回去后她试了我说的蛋清面膜，坚持一个月后，肤色有所恢复，皮肤也没那么油了。

值得提醒的是，敷脸前要先用清水将脸洗干净，用蛋清敷脸虽然可以清洁、收缩毛孔，但如果直接敷在脸上，很快就会有紧绷感，使皮肤变干，因此，上述方法只适合偏油性的皮肤，敏感性皮肤慎用。

如果皮肤偏干，可在蛋清中加入半杯新鲜牛奶和2小勺蜂蜜再用。牛奶含有多种营养成分，其中的脂肪容易被皮肤吸收，可使皮肤细嫩、富有弹性。蜂蜜有较强的润泽性，能有效地改善皮肤表面的营养状态，具有淡化黑色素的效果。

2. 肤色暗沉老便秘，菠菜猪血来帮忙

难题：肤色暗沉，便秘

很老很老的老偏方：取菠菜200克，熟猪血150克。菠菜先放入开水中焯2～3分钟，然后与猪血同煮，滚沸几次后加入葱段10克，盐、香油各少许，煮至熟后饮汤。每周喝3～5次。

我有位高中女同学，当年可是校花级的人物，人长得特别白，没少让我们羡慕。前不久同学聚会，再见到她，发现她的肤色没有以前那么好了。这也不奇怪，毕业都二十年了，哪个女人还能维持着少女的样子。聚会快结束时，她私下问我有没有什么好偏方能让皮肤白起来。我问了她平时的生活习惯，得知她有长期便秘的毛病，就告诉她，要想变白，搞定便秘的问题才是关键！

这皮肤白不白跟便秘有什么关系呢？关系可大了！

我们知道，皮肤暗沉，是因为皮肤中黑色素沉着的缘故。黑色素沉积本来是皮肤的一种自卫方式，平时生成的黑色素，一部分随着皮肤角质层脱落，另一部分沉淀在皮肤底层，通过血液循环排出体外，这些都属于正常的代谢。一旦皮肤的代谢功能失调，便导致黑色素沉着，皮肤就会变黑变暗。有的人晒黑了很快就白回来，是因为她的皮肤新陈代谢正常，而有的人越来越黑，归根结底是身体内分泌失调。

宿便是人体肠道毒素的根源，有人曾提出“一日不排便，胜抽三包烟”的说法，虽然有些夸张，但道理是对的。长期便秘的女性，毒素会随着血液散布在身体的各个角落，导致内分泌失调，血

液流通不畅，皮肤的黑色素无法正常排出，就会变得暗沉发黑。因此，恢复肠道功能，及时排出体内的有害物质，平衡内分泌，才是保持肌肤美丽的正道。

同学听我说完后，皱着的眉头慢慢松开了。她说自己一直弄错了，把工夫下在护肤上，怪不得总不见效果。我看她不仅肤色暗沉，嘴唇缺少血色，凑近我说话时，还能隐隐闻到一股口气异味，就建议她多喝菠菜猪血汤。取菠菜200克，熟猪血150克，菠菜先放入开水中焯2～3分钟，然后与猪血同煮，滚沸几次后加入葱段10克，盐、香油各少许，煮至熟后喝汤。常喝可改善血虚肠燥、贫血等引起的暗沉肤色。

菠菜别名叫做“波斯草”，原产伊朗，唐代时传入中国。电视剧《还珠格格》里面就有个著名的菜叫“红嘴绿鹦哥”，材料就是菠菜。据民间传说，乾隆下江南微服私访时，去了一个农妇家吃饭，农妇给他做了个菠菜炖豆腐，乾隆吃后极为赞赏，问是什么菜名，农妇随口取了个名叫“金镶白玉板，红嘴绿鹦哥”，从此菠菜多了个别名叫“鹦鹉菜”。

中医认为，菠菜味甘性凉而滑利，具有止渴润燥、通便利肠、清热除烦、养血的功效；菠菜含有丰富的纤维素，可促进肠道蠕动，加快人体新陈代谢；它还含有丰富的胡萝卜素、维生素C、维生素E、铁、钙、磷等有益成分。众所周知，维生素C是一种抗氧化剂，可抑制黑色素生成，改善皮肤血液循环，促进损伤修复，提高机体免疫力。

猪血俗称猪红，性温，可解毒清肠、润肤美容。《本草纲目》记载，猪血能生血活血、止血祛瘀。它属于低脂食品，低热量，易消化，还富含铁，是排毒养颜的理想食物。现代药理研究发现，猪血中的血浆蛋白被人体内的胃酸分解后，可产生一种解毒、清肠分解物，可将体内的粉尘、有害金属等毒素排出体外；猪血所含的锌、铜等微量元素能提高免疫功能，具有抗衰老的作用；另外，猪血还富含蛋白质、维生素B_2、维生素C、磷、钙等成分，可促进皮肤健康生长。

特别值得一提的是，猪血、菠菜都是补血的食材。女性每个月都有那么几天生理期，很容易出现贫血的症状，多喝菠菜猪血汤，能补充体内铁质含量。这两种材料一温一凉搭配，不寒不热，可敛阴润燥、平补气血，改善血虚肠燥、贫血等引起的暗沉肤色。

采购猪血时一定要注意卫生，病猪的血千万不要食用。煮汤前要先把菠菜放入开水中焯几分钟，这是因为菠菜含草酸较多，与含钙丰富的食物一起煮很容易形成草酸钙，不利于人体吸收，特别是有肾炎和结石的患者不能吃太多。像前面说的乾隆吃的那道菠菜炖豆腐，现在已经不提倡这个吃法了。

同学听了我的方法，回去后喝了一个星期的菠菜猪血汤，并常吃芝麻、番薯、蜂蜜等有助于通便的食物，再搭配水果蔬菜，进行平补平泻的饮食疗法，坚持了一个多月，她每天都排便通畅，大便的颜色由青黑变成正常的金黄色，肤色也明显提亮了，这可不是护肤品能做到的。

解决便秘问题，还需要注意几点。很多人都知道，香蕉、西瓜、绿豆等食物都有排毒通便的功效，但有些常便秘的人，吃多了以后就渐渐发现失效了，这时你就要考虑自己是实火便秘还是虚火便秘。如果体内有实火，焦躁易怒、口臭心烦，那么吃寒凉的果汁、青瓜、香蕉等，很快就能下火通便。但长期吃这些凉性食物，脾胃会变得虚寒，手脚冰冷，看起来面有菜色，再继续吃这些寒凉的食物，排便时只会充满无力感，怎么都使不上劲。对于这种虚火便秘，平补气血、滋阴润燥才是关键，我给同学推荐的这个偏方，就是适合虚火便秘的人，尤其适合习惯性便秘的人。

3. 多喝羊肉二仙汤，皮肤不再干燥无光

难题：肤色暗沉，嘴唇青紫，舌淡苔白，畏寒怕冷

偏方：取羊肉250克，仙茅15克，仙灵脾15克，生姜15克。仙茅、仙灵脾、生姜用纱布包裹放入砂锅内，再将切好的羊肉片放入砂锅，加适量清水，文火煮，熟后加入盐、食油、味精调味即可。每周喝2～3次，冬天可多喝，坚持2个月就能看到效果。

注意：这个方子不适合容易上火的女性。

从事医生这个职业后，我就有爱看人脸色的职业病。尤其对中医来说，“望闻问切”的第一个步骤就是“望”，从患者的脸色、体态、动作中，都能看到大量的信息。

有一天，我在医院的电梯里遇到一对母女。女孩子二十多岁，斯斯文文的，看样子还是学生，精神有些委顿，脸色比较暗淡。女孩的母亲虽然发福，但脸色看上去很不错，白皙中透出红晕，跟女儿形成很强的对比。或许正是这一点，引起了我的注意。

母女俩一直在低声交谈，母亲问女儿在学校里的生活，是不是户外活动比较多，脸被晒黑了，等等。女孩则一直在摇头，说自己常宅在寝室，出门也必撑伞，根本没什么机会晒太阳。

“那你怎么越来越黑了呢？上次你回家，脸还不像现在这样。”面对母亲的疑惑，那女孩沮丧地沉默了一会儿，一脸无辜地说了句：“我怎么知道。”我有一种想跟她们交谈的冲动，但这时电

梯已经到了一楼，她们匆匆离开了电梯。

从医生专业的角度看，那女孩绝不是晒黑那么简单。健康的肤色，即使晒黑，你依然可以透过那麦子色看到阳光的气息，而病态的肤色，你只能从暗淡的黑黄中揣摩出某种疾病的味道。中医认为，一个人的脸呈现出什么颜色，都是对应脏腑的反映。比如前面提到的那个女孩，我看她畏缩怕冷，口唇青紫，脸色灰黑中透露出暗紫色，正是中医所谓阳虚、血瘀之证。再从对话中得知那女孩喜静恶动，她的暗沉肤色肯定不是接触阳光过多造成的。正好相反，是晒太少了，导致阳气不足，血液循环不佳。

年轻、活泼、好动的女孩子，一般都阳气十足。阳气不足的大多数是上了年纪的女性。不过这不代表年轻的女孩子就不会出现这个问题。太文静、少运动、爱吃生冷食物又不注意保暖的女孩子，同样容易出现这个问题。

我们的头为“诸阳之会”，阳气不足，头面的气血就会受到影响，面部就会显得干燥、缺乏光彩。

阳气不足，首先要从肾上来找原因，也就是肾阳不足。中医意义上的“肾”不同于现代医学的概念，不是特指某个器官，而是涵盖了泌尿系统、生殖系统、能量代谢系统的综合功能。肾阳是人体阳气的根本，对人体的脏腑功能起推动、温煦作用，可促进新陈代谢和精血津液的生成，加快人体各种生理活动的进程。血的特性是“得热则行，遇寒则凝”，人体内一旦“暖”了，血液循环正常，人就神采奕奕，皮肤富有光泽。反之，肾阳不足的人，很容易造成气血凝滞，各脏腑功能下降，肤色无华，看上去整个人都没有精神。另外，肾属水，对应的颜色是黑色，肾阳不足的人，则阴寒内盛，所以除了面色无华、容易长斑外，还特别怕冷，四肢冰凉，夜尿多，冬天容易反复感冒。另外，像痛经、白带清稀、宫寒不孕等女性病，也跟这个有关。

那么，肾阳不足的“冷女人”该怎么补回来呢？我常向肾阳虚的女性朋友推荐一个食疗方，效果不错。具体方法：取羊肉250克，仙灵脾15克，仙茅15克，生姜15克。仙茅、仙灵脾、生姜用纱布包裹放入砂锅内，再将切好的羊肉片放入砂锅，加适量清水，文火煮，熟后加入盐、食油、味精调味即可。

羊肉既能御风寒，又可补身体，它味甘性温，入脾、肾经，对体虚怕冷、腰膝酸软、面黄肌瘦、气血两亏等虚证均有补益作用，最适宜冬季食用；羊是纯食草动物，脂肪含量也比猪肉和牛肉少，铁质含量比猪肉更多；羊肉低脂肪、低胆固醇，容易消化，且含高蛋白，磷脂多，富含钙、钾、维生素B_1等营养成分，这些营养成分一旦被体内吸收，可以起到很好的润肤作用。

仙灵脾又名淫羊藿，性温，入肝、肾二经，有补肾壮阳、益气强心、祛风湿的作用。药理研究显示，仙灵脾不但可以增强机体免疫功能，改善阳虚证，促进骨骼生长，还能增强造血功能，延缓衰老。仙茅性温，同样可温肾壮阳、祛除寒湿。至于生姜，我就不赘述了，它的主要功效就是驱寒。

要注意的是，这个方子不适合容易上火的女性，体内有热、风热感冒时忌吃太多温补的食物，一定要先排毒后进补，否则容易使邪气滞留体内，造成病情缠绵不愈，也就达不到进补的效果了。

肾虚的女性要多吃深色食物补肾，深色食物除了牛羊肉、乌骨鸡、猪肝、甲鱼、深色肉质的鱼类、海参等肉食，还包括紫米、黑豆、赤豆、黑芝麻、核桃、胡萝卜、紫色包心菜、香菇、黑木耳等。民间有吃什么补什么的说法，认为吃深色食物皮肤会变黑，一味倡导多吃白色食物，这其实是以讹传讹，千万不要盲目听信。无论白色还是黑色食物，重要的是各自的营养价值，没有科学证明吃得白就长得白，多吃青菜皮肤就会变绿，等等。只要我们均衡摄入营养，皮肤就会富有光泽，这才是真正意义上的美白。

我常看到女人们为了挡住太阳光，带足了各种“道具”出门，其实这不利于补阳气。植物需要阳光才能生长得茂盛，人也一样，适当接触阳光，骨骼和皮肤才会生长得好。不过，我并不是提倡在烈日当空时去曝晒，在阳光柔和时，晒半个钟头左右就够了。

我还发现，那些常做家务的女人冬天不怕冷，反而是那些懒得动的女人怕冷，脸色暗沉，手脚易生冻疮。中医讲“久卧伤气”，气属阳，具有推动、温煦和生血的功能，因此，通过家务劳动也可以补阳气。洗碗筷、洗衣服等各种摩擦动作，可以刺激手部的穴位，促进血液流通。不过，怕冷的女性冬天最好少碰冷水，做家务时，尽量用温热的水，让手接触到暖水，温和地刺激手穴，轻松补阳气。还有，一定要注意保暖，特别是爱美的女性，不管是冬天在户外，还是夏天在空调房里，都喜欢穿着裙子，“美丽冻人”，却不知道这样很容易损伤阳气。身体冷了，涂再多的护肤品都无济于事。只有阳气足了，血气顺畅，你才能成为讨人喜爱的阳光美女。

4. 脾虚成了“黄脸婆”，快喝山药扁豆粥

难题：脸色发黄，食欲不振，大便不成形

很老很老的老偏方：取山药30克，白扁豆15克，粳米15克，一起熬粥，放入少量白糖。每天喝1碗。

黄皮肤是黄种人的特色，但如果说一个女人脸黄，人家多半会不高兴，因为“黄脸婆”一般是指女人上年纪了，青春一去不回头。

前段时间，有位女患者来找我看病。这位女患者姓麦，28岁，在一家公司当广告策划。麦小姐工作繁忙，三餐不定时，大脑长期处于高速运转状态。长期如此，胃口被搞坏了，大便也不正常，质软不成形，也就是中医所说的便溏。

我看她脸色发黄，气短乏力，口干，明显是脾虚的表现，于是给她开了四君子汤等健脾的中药，又推荐她喝山药扁豆粥，具体做法：取山药30克，白扁豆15克，粳米15克，一起熬粥，放入少量白糖，每天喝1碗。

麦小姐按照我的吩咐，每天煮山药扁豆粥喝，过了一段时间，她发现自己肠胃毛病没有了，食欲好转，大便成形。更让她惊喜的是，她萎黄的脸色也消失了，皮肤白净红润了不少，她的朋友都问她用了什么护肤产品，让她不要藏着掖着，赶紧拿出来分享。

山药扁豆粥怎么会跟美白有关呢？这要从脾虚说起。

中医认为，肝属木，心属火，脾属土，肺属金，肾属水。每个脏腑都有对应的颜色，青入肝，赤入心，黄入脾，白入肺，黑入肾。因此，脸色发黄跟脾的关系最大。脾胃功能出现毛病，皮肤往

往显得没有光泽，呈暗淡的黄色。现代医学所说的脾是人体重要的淋巴器官，有“人体血库”之称，不但能造血、滤血，还能清除衰老血细胞，具有免疫功能。而中医学所说的脾，不只包括脾这个器官，它指的是一个系统，有运化水湿、主升清、统血的功能。有些学者说，中医概念中的脾可能包括了脾、胰和胃的一部分，但这样说只是为了和现代医学对应起来，事实上仍然不准确。

中医的系统中，脾和胃结合得比较紧密，也同样被称为后天之本，是营养物质消化吸收和运输的枢纽，脾胃一旦虚弱，气血就会虚弱，导致营养物质供应不足。营养不足的人，脸部皮肤怎么可能好呢？脾还主管运化水湿，脾功能一旦失常，体液的代谢也会混乱，排毒不畅，脸色就会发黄。

山药扁豆粥，主要是用来补脾的。山药性质平和，是健脾益气、滋阴润肺的上品，它补而不滞，不热不燥，特别适合体质虚弱的女性；山药富含多种氨基酸和微量元素，可以给皮肤提供所需的养分，具有润肤的独特功效。金代医家李杲就说过山药的功效：“治皮肤干燥以此物润之。”扁豆气清香，性质温和，颜色微黄，和脾的特性很贴近，可以健脾和胃，除湿止泻，解毒下气；扁豆的营养成分也相当丰富，包括蛋白质、脂肪、糖类、钙、磷、铁及维生素等，扁豆衣的维生素B含量特别丰富。

现代药理证实，山药含有淀粉酶、多酚氧化酶等物质，有利于脾胃消化吸收；它还具有促进白细胞吞噬功能，可增强机体免疫力，促进排泄。而扁豆含有植物血球凝集素，也可提升白细胞数和巨噬细胞吞噬功能，增强人体免疫力。脾胃功能一旦好转，气血充足，运行顺畅了，皮肤得到滋养，脸色自然会好转。

有些人可能知道，扁豆含有酪氨酸酶，容易促进黑色素生成，那想要美白的人还能吃吗？别忘了，西红柿、牛奶、乳酸饮料、柑橘等都含有酪氨酸酶，吃了它们会让人变黑吗？只要搭配得好，适量吃，就可以将食物最好的功效发挥出来。

我还提醒麦小姐，不要长期依赖一个偏方，要多方面地保护脾胃。脾的特点就是“喜暖恶寒”“喜燥恶湿”，所以一定要忌吃生冷，少吃苦寒、甜腻生湿的食物，平时要多吃山药、莲子、黄鱼、小米、猪肚等，有湿热时，可吃祛湿的食物，如扁豆、薏苡仁、冬瓜等。另外，要学会放松，忧思会伤脾，放松心情，脸色才不会枯黄憔悴。

5. 脾气大面色也差，多喝花茶养心又护肤

难题：脸色青黄，易烦躁、发怒，情绪易起伏

偏方：取茉莉花3～5克，白糖适量，加750毫升清水，煎至500毫升，去渣饮用，每日1次。也可以用开水冲泡茉莉花，加适量白糖频频饮用。

注意：体热的人最好不要长期只喝茉莉花茶，可搭配洋甘菊、金盏花、桂花等，孕妇最好少喝或不喝。

有位学佛的居士曾跟我说过，看一部剧都能哭得稀里哗啦的女人，很难健康长寿。佛家追求的是戒贪、戒嗔、戒痴，以平静谦和的心态去面对生活。中医也认为，喜怒忧思悲恐惊七情，虽然是人的正常情绪波动，但如果过头了，同样会造成伤害，这时就称为七情内伤，正如《黄帝内经》中所说的“怒伤肝”“喜伤心”“思伤脾”“忧伤肺”“恐伤肾”。可见两者在这一点上，认识是比较接近的。

从医这么多年，来找我看病的有类似问题的女性不在少数，她们中相当一部分人有过不幸的婚恋史，或者在职业生涯中受过挫折，情绪波动较大，且兼有月经失调等妇科疾病。有一位女患者我印象特别深刻，姓李，27岁，是我的一个熟人带过来的。这位李小姐长得挺像一位当红的电影明星，五官精致，脸型好看，就是肤色差。听说她特别多愁善感，很爱写博客，看过的人都知道，她对很多事情有消极的看法，比如动不动就说“男人没个好东西”，对人

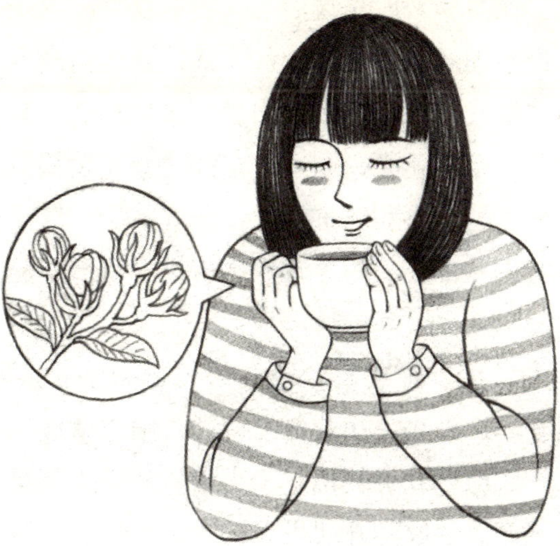

多喝茉莉花茶，心情开朗了，皮肤也会变好。

生的看法也异常悲观。

李小姐除了常常闷闷不乐、唉声叹气之外，据她本人说，情绪常大起大落，脾气比较暴躁，特别愤世嫉俗。我问她月经怎么样，她说经期倒是正常，但常痛经，月经量少，还有黑色的大块瘀血，月经来之前她也特别烦躁、胸闷。

我告诉他们，虽然不能确诊李小姐有没有抑郁症，但是她肝气郁结的表现却非常明确。肝气郁结，主要是因为长期情志不舒、思虑过度，导致气血运行不畅、气滞血瘀。中医认为，肝属木，对应的颜色是青，呈现出的脸色也就是青色。因此生气的人，我们常常用"脸色铁青"来形容，临床上肝病日久的人，一眼看上去肤色是黑青黑青的。当然，肝有问题的人，不一定都表现为青色，多数还是暗黄中带青，用调色板把等量的黄色和青色混合在一起，就是类似那种颜色。有这种肤色的人，问题不只在肝，脾胃也不好。对于这种暗黄的肤色，用再昂贵的护肤品都是治标不治本。

肝气郁结是女性容易有的小毛病，就像感冒一样普通，也就是情绪“感冒”让身体暂时失调而已。很多女性有这个毛病却不自知，身边的人也不理解，以为她脾气古怪，就逐渐疏远她。但这个病却是越早调理越好，发展下去会引发许多妇科病，容貌也会发生变化，脸色青黄，暗淡无光，到了一定程度就长黄褐斑了。这是因为肝主藏血，包含了造血和解毒功能，肝气郁结，肝功能减退，机体的代谢就会发生异常，从而导致黑色素生成增多，脸色自然就暗沉了。

那该怎么办？朋友显得挺紧张，看得出来他挺关心李小姐。我叫他别太担心，这种小毛病若注意调理，很快就能恢复过来。朋友问要不要吃什么药，我笑笑说，李小姐的病并不严重，属于情绪的“轻微感冒”，只要她能开朗乐观一点，很快就能恢复。但有时候，肝气郁结的人会觉得情绪不受控，莫名其妙就发火，心情跌到谷底。这个时候，最好用食疗的方法调理。

我推荐了一个偏方——茉莉花茶。取茉莉花3～5克，白糖适量，加750毫升清水，煎至500毫升，去渣饮用，每日1次。也可以用开水冲泡茉莉花，加适量白糖频频饮用。常喝可理气舒肝解郁，改善暗黄肤色。

茉莉花有“去寒邪、助理郁”的功效，可提神、安定情绪、润肤香肌。现代药理研究发现，茉莉花茶所含的挥发油性物质，具有行气止痛、解郁散结的作用，可缓解胸腹胀痛等病状。不过茉莉花性温，搭配时要视身体情况而定，因此，体热的人最好不要长期只喝茉莉花茶，可搭配洋甘菊、金盏花、桂花等，孕妇最好少喝或不喝。

玫瑰花茶同样可以理气解郁、和血调经，其性质温和，女性在月经前或月经期间取玫瑰花15克泡水喝，可以止痛经、养颜美容，对色斑、皱纹有明显的消除作用。需要提醒的是，玫瑰花可活血散瘀，月经量过多的人在经期最好不要饮用。此外，最好不要和茶叶泡在一起喝，因为茶叶含有大量鞣酸，会影响玫瑰花舒肝解郁的功效。

我还嘱咐李小姐，平常饮食上可多吃些具有疏肝理气功效的食物，如芹菜、茼蒿、西红柿、萝卜、橙子、柚子、柑橘、香橼、佛手等，多吃粗粮、水果，少吃辛辣、油腻、上火的食物。另外，平常要多吃点调理脾胃的食物，比如山药、红枣。经期前几天如果烦躁、胸闷，可以吃点逍遥丸（偏寒，脾胃虚寒者慎用）、柴胡舒肝散（偏温，湿热者慎用），或多喝玫瑰花茶、茉莉花茶。

李小姐按我的方法调理了一段时间，很快，她发现自己不再那么容易烦躁了，也不那么悲观消极，很多事情都看顺眼了。更让人惊喜的是，她脸上的青黄色都扫光了，晦气没了，整个人看起来光彩照人！

6. 皮肤黑可能是肺虚，美白润肺就喝天冬粥

难题：皮肤黑，口干舌燥，容易干咳、感冒

很老很老的老偏方：取天冬30克，枸杞子15克，粳米90克。将天冬、枸杞子先用温开水浸泡5分钟，然后用清水冲洗干净，加水煎取浓汁，最后加入粳米煮成粥即可。每天喝2次，连续喝3～7天，此后每周喝2～3次，坚持 1 个月后可见效。

注意：天冬是寒凉药物，脾胃虚寒、食欲不佳、经常拉肚子的女性最好不要服用。

林黛玉在《红楼梦》里被描绘成一个姿容绝代的女子，但大家都知道她那是病态之美。她自小体弱多病，再加上“忧伤肺”，多愁善感使她患有长期的肺病。这样一来，就会影响到肺部的排毒功能，毒素累积在肺中，会干扰肺内的气血运行，使得肺脏不能正常舒畅胸中的闷气，又反过来加重了她的多愁善感。在中医看来，“肺主皮毛”，这样一个病态的女子，可想而知，她的皮肤不可能会红润白皙。

我们女性主要通过五大途径排毒：呼吸、出汗、排尿、排便、月经，其中呼吸、出汗、排尿都跟肺功能密切相关。肺是最容易积存毒素的器官之一。人平时正常的呼吸，吸入一口气大概是多少呢？科学数据是300～500毫升，差不多是一个可乐罐的容量。想想看，每分钟就算呼吸十几次，一天的呼吸也要成千上万次，空气中

漂浮的细菌、病毒、粉尘等有害物质，肯定也会跟着进入肺脏。如果肺功能不好，不能顺利排出体内代谢的废气，过滤数不清的有害物质，人体内部功能肯定会失调，容貌也会跟着遭殃。

中医认为“肺主皮毛”，也就是说，皮肤状况与肺紧密相关。肺属金，代表颜色是白色，那种惨白的脸色，除了血虚，还要考虑是不是呼吸道问题。人体通过肺气的宣降，使气血津液得以布满全身，如果肺功能长期失常，肺气不足，气血津液不能散布全身，排尿、出汗、呼气等排毒功能就会出现障碍，肌肤会变得干燥，面容会憔悴苍白。如果肺阴虚火旺，肺毒长期沉积在肺部，会导致皮肤发黑，那些长期得肺病咳嗽的人，皮肤看起来就是暗沉无光、苍白无血色的。所以啊，要想皮肤好，还得养好肺！

“肺喜润而恶燥”，所谓养好肺，其实就是滋阴润肺。

有一次，一位女患者来找我看皮炎，看完后，她问我有什么方法可以美白，听说她前段时间感冒，最近还总是干咳，又见她舌质红，颧骨发红，于是推荐给她一个偏方：取天冬30克，枸杞子15克，粳米90克。将天冬、枸杞子先用温开水浸泡5分钟，然后用清水冲洗干净，加水煎取浓汁，最后加入粳米煮成粥即可。她服用了一段时间后，惊喜地发现，不但咳嗽好了，皮肤也变白了！

这个方子是一位老中医告诉我的，她说这个方子不仅可以养肾阴，还有美容的功效。我后来查了相关资料发现，天冬又叫天门冬，确实是一种美容佳品。天冬是常用中药，为百合科植物天门冬的块根，入肺、肾经，滋阴润燥，清肺降火，临床上常用来治阴虚发热、咽喉肿痛、消渴、便秘、咳嗽、支气管炎等。中医认为，天冬有驻颜养肤、增白润泽、乌须黑发的美容功效。《本草纲目》记载：“煮食之，令人肌体滑泽白净，除身上一切恶气不洁之疾。”

关于天冬的古方有很多，据记载“用天门冬十斤，杏仁一斤，捣末，蜜渍”，每天服用，就有美容增白的功效。

现代研究发现，天冬含天门冬素、β-谷甾醇、甾体皂苷、黏液质、糠醛衍生物等成分，有升高血细胞、增强网状内皮系统吞噬功能和延长抗体存在时间的作用。也就是说，服用天冬，可以对付感冒病毒，增强免疫力。

天冬外用也可以润泽肌肤、清爽控油。据古籍记载，用天冬外敷，可起到“面黑令白”的作用。具体做法：天冬晒干捣为末，和药用蜂蜜捣在一起揉成药丸，每天用来洗面，可使皮肤变得洁白细嫩。这个方法也是有科学根据的。现代药理学发现，天冬所含的天冬酸具有抗氧化性，可阻止不饱和脂肪酸的氧化，用来做护肤品，可延缓皮肤的角质化，使皮肤柔润、细滑。现在市面上也有天冬做的面膜，不过自己制作也可以，取新鲜天冬捣烂外敷即可，也可研磨成干粉，加入蜂蜜涂抹脸部。

需要注意的是，天冬是寒凉药物，脾胃虚寒、食欲不佳、经常拉肚子的女性最好不要服用。就算是阴虚火旺的体质，也不能长期服用，否则会伤阳气，一旦火气降下来就要停服。其他像蜂蜜、梨、莲藕、百合、银耳等食材，也可以多吃一些，同样可以润肺止咳、美白亮肤。

7. 月经不调脸色差，用三白汤调经美白见效快

难题：面色萎黄，色斑严重，月经不调

很老很老的老偏方：白芍、白术、白茯苓各5克，甘草3克，用水煎服。也可以将白芍、白术、白茯苓打碎成粉，再泡茶喝。每周喝2～3次，坚持1个月可见效。

注意：服方子期间，饮食宜清淡温和，忌辛辣生冷，有湿热时最好停用这个方子。

女人一上了年纪，无论你曾经多么辉煌出众，脸色都会走下坡路。这是自然规律，当然要以乐观的心态去面对，但话说回来，如果平时注意调养，青春的尾巴就不会那么快溜走。想想看，每个人都会老，不可能总是跟年轻人去比谁的皮肤更白、更有弹性，只要在同龄人里，咱的皮肤不差，甚至还保有一定优势，心理也就平衡了。

杨女士第一次找我看病时39岁，当时正为自己的妇科病发愁，主要问题就是月经不调，其次是脸色异常，显得又黄又黑。她年轻时一帆风顺，属于高学历、高智商、高职位的“三高”人士，可能是太优秀了，对爱情又期望太高，拖着拖着就变成了大龄剩女，身体也大不如前了。

杨女士看病时告诉我，那段时间她觉得心情特别烦躁，月经不规律，有时量很少，有时又很多，还带有血块，她真怕自己的更年期提前到来，未老先衰！我叫她别太担心，调经要调气血，气血调好了，皮肤的问题就会随之而解。我推荐她喝三白汤，服用了一个

疗程，她发现自己的皮肤变得比以前白嫩了，月经也顺了。

中药美容的历史悠久，明代医学著作《医学入门》对三白汤有记载："白芍、白术、白茯苓各5克，甘草2.5克，水煎，温服。"说起来挺有趣，这个方子最初是用来治疗伤寒虚烦，对更年期综合征，脾虚、肾虚引起的腹泻也有疗效，后来发现还可以补气益血、美白润肤，于是这个方子就在民间流传开来，现在不少爱美的女性都知道这个方子。

中医认为，人的皮肤与脏腑功能有密切关系，如果内部脏腑出了问题，气血不和，经络不通，那么皮肤就会逐渐粗糙，色素沉着，月经也会出现问题。因此，月经不调，肤色暗沉，其实都是体内脏腑气血不和、血行不畅的表现。

三白汤调经美白的本质，其实就是从调和气血、调理五脏入手，可谓配伍精当，尤其适合气虚血寒引起的面色萎黄、色斑严重、月经不调的患者。白芍是芍药的一种，它味甘、酸，性微寒，有养血的作用，主治月经不调、经行腹痛、面色萎黄、面部色斑；白术属于菊科植物，性温，主治脾气虚弱，可健脾益气，燥湿利水，有延缓衰老的功效；白茯苓味甘性平，渗湿健脾，主治小便不利、水肿、脾虚食少。这三味药都是传统美白祛斑的中药，与甘草搭配在一起可以起到延缓衰老的作用。甘草味甘性平，有润肤、清热的功效，可用于脾胃虚弱所导致的口臭以及皮肤皲裂等。

现代的药理研究也证实，上述各药均有抑制酪氨酸酶活性和黑色素生成的作用。白芍有清除自由基、抗氧化的功效；白术、白茯苓可以增强免疫功能，扩张血管，通经活络；甘草的有效成分甘草黄酮，具有抗氧化作用，可以抑制脂褐素（又称老年素）生成，外用可以防晒、增白、消斑、防治皮肤粗糙，因此市面上不少美白护肤品中都含有甘草提取液。

上述这个方子在服药期间，还要注意饮食宜清淡温和，忌辛辣生冷，有湿热时最好停用这个方子。

8．温水泡脚治失眠，睡好了皮肤也白了

难题：睡眠不足导致的皮肤暗沉、黑眼圈

很老很老的老偏方：睡前用温水泡脚15分钟左右，并坚持每天晚上10点睡觉，早上6点起床。

表妹曾经问我，有什么方法可以美白。我简单明了地告诉她：早睡早起！每天晚上10点前入睡，第二天早上6点起床。她听完白了我一眼说：这算哪门子美白方法呢？如果这也起作用，还要皮肤科医生干吗？我笑着告诉她，这可是老祖宗的养颜法，经过多年实践证明，睡得好虽然不能百分百让人白起来，但睡得不好，皮肤肯定不会健康白皙。

像表妹这种夜猫子，如果不改变晚睡的坏习惯，单靠其他方法，是很难起到美白作用的。食疗、运动、睡眠都是美容的重点环节，忽视了哪一环节皮肤都会出事，容貌只会暗沉无光泽，越来越丑。我向她强调睡眠对皮肤的重要性，就是想让她引起重视，从此改变不良生活习惯。

早睡早起是古人的养生法，也是很好的美容方法。在那个没有化妆品、高端美容技术的时代，那些妃子佳丽都是靠什么保养肌肤的呢？据我的猜想，除了饮食外，很重要的一点就是睡眠，她们从来都不缺觉。

《黄帝内经》里对睡眠养生的要求，是晚上9–10点前睡觉，早上3–5点，即“鸡鸣之时”的寅时起床。现代人的生活方式，还有环境气候，都和古代有天壤之别，严格按照这个来执行，既不可能

也无必要，但早睡早起总的来说是个原则，一是要保证足够的睡眠时间，二是要跟人体代谢的规律相配合。

中医认为，睡眠是一次养护五脏六腑、促进内部脏腑排毒的重要过程。在中医看来，经络气血运行，根据流注经脉不同，分别在某个特定时间段内会达到顶峰。拿晚上的经络运行来说，晚上9—11点为三焦经旺，依次经过胆经、肝经、肺经，到凌晨5—7点时，到达大肠经。

我们强调晚上10点睡觉，是因为这个时候，气血旺相将由三焦经至胆经，这个时候如果不好好休息，会影响到之后的肝脏排毒。肝脏排毒不畅，毒素堆积，肤色就会逐渐发黑。不但如此，肝排毒不畅，人的脾气也会变得暴躁。至于早起，也是有讲究的。凌晨5—7点大肠经旺，这个时候起来可以清肺气，使大肠及时排毒。排便规律定时，对于美白来说更是重要。如果没有早睡早起的习惯，起得晚、睡太多不但不能消除疲劳，还会越睡越累，整个人昏昏沉沉的。

从现代医学的角度来说，睡眠与美白也是有密切关系的，皮肤的色泽取决于表皮细胞内黑色素的含量，以及皮肤血管收缩扩张的程度，这些因素都得由神经、体液、内分泌系统来调节，而睡眠对此起着重要作用。研究发现，人进入睡眠后会分泌一种褪黑素，且往往在晚上11点到凌晨时分泌最旺盛，天亮之后停止分泌。褪黑素的分泌不仅能淡化黑色素、色斑，还可抑制人体交感神经的兴奋性，使心脏得到休息，增强机体的免疫力，消除疲劳。目前由褪黑素制成的保健食品不少，主打的功能就是改善睡眠。不过在使用时也要注意，人每天需要的褪黑素不到1毫克，一定不能过量，否则会有副作用。

如果长期熬夜，将会打破体内激素平衡，造成内分泌紊乱，使皮肤积累大量的黑色素。皮肤整体暗沉，人看起来就没精神。还有，熬夜的人常常有吸烟的习惯，而吸烟会影响褪黑素的分泌。我

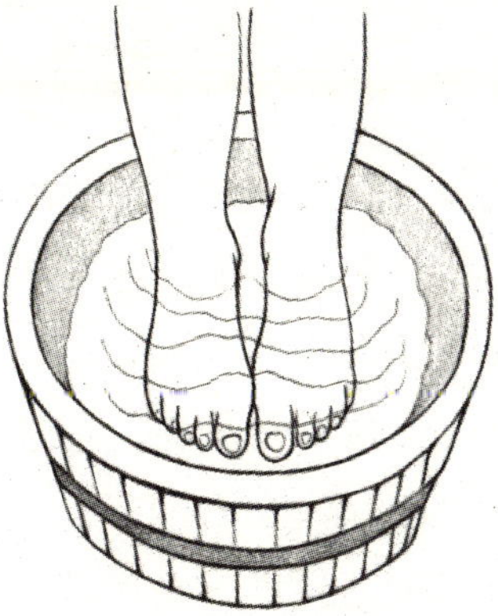

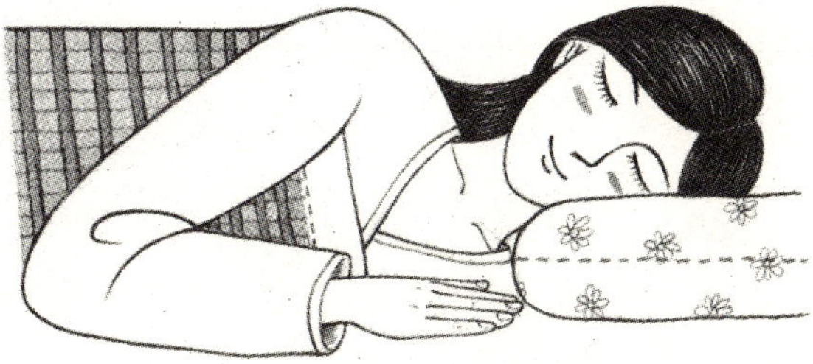

睡前用温水泡脚，睡得更香，皮肤更好。

们看那些常年吸烟的人，脸上色素沉淀的情况往往比较严重，也正是这个原因。

表妹听了我这些话后，开始尝试早点睡。但是，她总是觉得心烦睡不着，又该怎么办呢？

中医认为，造成失眠的原因有两种，一种是受外界干扰，睡前太兴奋、太紧张都会导致失眠；另一种是内部原因，主要是心火旺盛、气血不足和肝气郁滞。气血不足，平时要注意补气血，而肝气郁滞是脑力过度、压力太大、思虑过多产生的，要学会放松情绪。古人说“先睡心，后睡眠”，这是睡眠的重要秘诀。表妹平时就有阴虚火旺的症状，总是手足心热、脾气急躁、烦躁失眠。我建议她每天睡前用温水泡脚，水不要太热，失眠症状会有所缓解。

从中医的角度说，心火旺盛，可能是肾阴不足，不能制约心火，也就是心肾不交引起的。心在上属火属阳，肾在下属水属阴，阴阳本是相互制约、相互为用的，由于肾虚，肾中阴液不能向上制约心阳，则会导致心火偏亢。泡脚是通过补肾，间接祛心火的方法。我们脚心是肾的反射区，通过泡脚，能刺激穴位，促进气血运行，起到补肾的作用。肾气足了，肾水能上升，就能有效“灭火”了。另外，还可以在睡前一段时间吃点养心阴的食物降火，如喝点冰糖百合莲子羹、小米红枣粥等，也能起到祛心火的作用。

表妹听了我的话，每晚坚持泡脚，觉得心情平静不少，果然容易睡着了。为了美白，她按我说的坚持早睡早起，一个月后，再次见到她时，我发现她的皮肤变得有光泽了，黑眼圈也消失了。

9．多喝胡萝卜玉米汤，整个夏天不怕晒

难题：日晒引起的黑色素沉着

偏方：胡萝卜1根，玉米1～2根，排骨或瘦肉适量，生姜1小块。将胡萝卜、玉米切成小块，和其他材料一起放入锅内，加适量水，煮开后改小火煲1～2小时，至胡萝卜软熟即可。每周喝2～3次。

之前我说过女人要想漂亮，偶尔要晒晒太阳补阳气，因为阳光是我们生长所必需的，可以帮助人体吸收钙质，大家都离不开它，否则骨质疏松就会找上你。但阳光中的紫外线，大家都知道，是形成皮肤黑色素的祸首。那么到底应该怎么办呢？

还是那句话，凡事要懂得平衡。阴阳要平衡，饮食要平衡，晒太阳也要平衡。既不能晒太多，也不能成天宅在家里不出去，适度就好。

大家都知道，皮肤白不白主要取决于黑色素细胞合成黑色素的能力。在人的表皮基层细胞间，分布着大量的黑色素细胞，它含有的酪氨酸酶，可以将酪氨酸氧化成多醣，再经过一系列的代谢过程生成黑色素。阳光中的紫外线会刺激皮肤产生大量氧化自由基，而自由基是妨碍我们美白大计的恐怖分子，它们会破坏皮肤细胞组织，加速黑色素生成的氧化反应，降低皮肤的抵抗力，让皮肤变得暗沉、粗糙。紫外线长期照射过量，会使皮肤变厚，血管扩张，医学上称之为“皮肤光老化”。

防晒是必须的，但方法要用对。许多女性认为防晒霜的防晒指

数越高越好，殊不知指数越高的防晒霜，对皮肤的负担也越大。日常防护选用SPF值（防晒系数）10～15的防晒品就足够了，紫外线强烈时，以SPF值20～30的为宜。另外，巧吃也可以防晒，而且效果不比外涂的防晒品差。两者结合起来，就能在防晒的同时，尽量减少皮肤的负担。

我们科室有一位同事，皮肤很白，她是从不用防晒护肤品的，简直像是晒不黑的稀有种族。有一次我好奇地问她用什么防晒，她说她的秘诀是水果蔬菜，胡萝卜和玉米是她的防晒武器。

她说她全家人都爱喝胡萝卜玉米汤，她是从小喝到大的，每周必喝三四次。偶尔她也会啃根玉米，当作早餐。胡萝卜玉米汤很简单，胡萝卜1根，玉米1～2根，排骨或瘦肉适量，生姜1小块。将胡萝卜、玉米切成小块，和其他材料一起放入锅内，加适量水，煮开后改小火煲1～2小时，至胡萝卜软熟即可。

胡萝卜玉米汤清甜可口，营养丰富，很适合夏天喝，不但能健胃清热、降烦安神，还能美容防晒、淡化黑色素。玉米含有丰富的碳水化合物、维生素和胡萝卜素，具有解热、利尿的功效；玉米中的维生素B_6、烟酸等成分，可刺激胃肠蠕动，防治便秘；玉米含有丰富的胱氨酸，是其他食物中少有的，可以阻挡紫外线；玉米胚芽中含量甚丰的维生素E，可促进人体细胞分裂，能起到使皮肤细嫩光滑、延缓皱纹产生的功效。

胡萝卜含有丰富的维生素A原。维生素A原也就是β－胡萝卜素，可转化为维生素A。β－胡萝卜素可以抗氧化，修复受损细胞，抵抗自由基的侵扰，对淡化雀斑、防治皮肤粗糙有明显的效果，皮肤一旦缺乏了它，表皮的角质层会增厚，皮肤就会失去弹性并产生细纹。此外，胡萝卜还含有丰富的维生素B_1、B_2、C、D、E、K、叶酸、钙质等，有润泽皮肤、防止黑色素沉着、抗衰老的作用。

美国曾有研究指出，服食β－胡萝卜素和维生素E的人，皮肤的红肿程度比一般人低，耐晒程度也比正常人高出2～3倍。但如果服用β－胡萝卜素和维生素E过量，也会产生不良效果，因此，建议最好还是从食物中摄取，多吃胡萝卜、玉米就是不错的选择。

值得提醒的是，女性喝胡萝卜玉米汤虽可减肥、降低卵巢癌的发病率、健脾化湿、清肝明目，但不宜过多食用。研究发现，过量的胡萝卜素会影响卵巢的黄体素合成，使黄体素分泌量减少，很容易引起月经异常，并导致不孕。因此，吃什么都要遵从适量原则，再美味的东西，我们也不能吃撑了。

防晒还需多方面地进行，在盛夏季节，多吃一些富含维生素C的蔬菜和水果，可以有效抑制黑色素沉着，比如西红柿、猕猴桃、草莓、红薯、绿叶蔬菜等，都能起到很好的防晒效果。

10. 绿豆海带汤，改善辐射带来的暗淡肤色

难题：辐射引起的皮肤暗淡

偏方：

①取绿豆100克，海带50克，红糖适量。绿豆淘洗干净，将海带放入清水中浸泡几小时，洗净，切成海带丝，用清水冲洗后，与绿豆一同放入砂锅，加水煮至绿豆酥烂，加入红糖，拌匀饮用。每周喝3～4次。

②午后喝1杯酸奶，或每天喝2杯绿茶，吃1个橘子，可有效防辐射。

电磁辐射是一种看不见、摸不着的隐形杀手，大家都知道，电视、电脑、电磁炉、冰箱、微波炉、电吹风等家用电器，都有不同程度的电磁辐射。辐射污染会使细胞代谢异常，加速细胞变性和坏死，影响人体的循环、免疫、生殖系统和代谢功能。对于女性来说，显而易见的莫过于对皮肤的伤害。

蔡小姐是一位需要整天对着电脑的办公室文员，加上传真、复印、打印等杂活，几乎每时每刻都笼罩在电磁辐射中。由于微生物和灰尘附着皮肤过久，不管每天涂多少隔离霜，她的皮肤依然变得脆弱而敏感，黑色素也沉着严重。有一次她来我门诊看病，专门问起怎么可以防辐射。

我看她皮肤出油严重，肤色暗沉，还有一些痘痘，就叫她晚上回去喝点绿豆海带汤，有助于排泄体内毒物。具体做法：取绿豆100克，海带50克，红糖适量。绿豆淘洗干净，将海带放入清水中浸

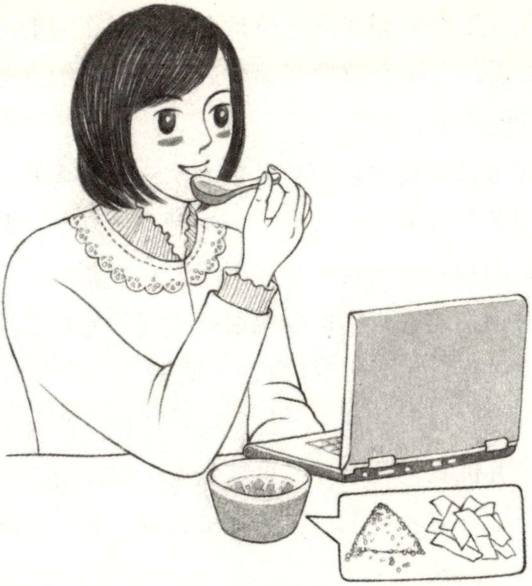

常喝绿豆海带汤，保护皮肤免受辐射侵扰。

泡几小时，洗净，切成海带丝，用清水冲洗后，与绿豆一同放入砂锅，加水煮至绿豆酥烂，加入红糖，拌匀即成。这个汤不但具有清热解暑、清肝降火、缓解口干口苦的功效，还可以润肤、防辐射。

民间素有“绿豆汤解百毒”之说。中医认为，绿豆性凉味甘，入脾、胃经，具消暑止渴、清热解毒、利尿、润肤的作用。现代医学证明，绿豆含有帮助排泄体内毒物、加速新陈代谢的物质，能有效抵抗各种污染，包括电磁污染。

海带味咸性寒，药理研究发现，海带富含藻胶酸、甘露醇、蛋白质、膳食纤维、维生素B_1、维生素B_2、烟酸以及多种微量元素；海带富含碘，海带中的碘化物有防止动脉硬化、促进有害物质排泄的作用；海带是理想的排毒养颜食物，它含有的甘露醇有利尿作用，可以使人体的毒素随尿液排出。

除了多喝绿豆海带汤，我还建议她每天利用午饭的时间喝一杯酸奶。午后喝酸奶，不但可以缓解工作压力，还可以防辐射。有研究指出，B族维生素能够提高人体抵御辐射损伤的能力，酸奶正好富含B族维生素，可以有效抑制辐射后人的淋巴细胞数目下降，减轻辐射对皮肤的损伤。

除了上述方法，还可以试试其他方法。众所周知，喝绿茶也可以防辐射。绿茶所含的浓缩多酚，能抑制自由基对皮肤的破坏，是至今一致公认的最有效的抗自由基因子。科学调查发现，常喝绿茶的人，受辐射损伤较轻，由电脑辐射所引起的死亡率也比较低。英国科学家研究发现，每天喝2杯绿茶，吃1个橘子，就可以帮助常用电脑的人抵御电脑辐射。橘子的抗氧化剂含量是所有柑橘类水果中最多的，它含有抗氧化剂成分，可增强人体免疫力，抑制黑色素沉着。同时橘子中含有较高的维生素A和胡萝卜素，可以保护皮肤免受辐射侵害。

此外，多吃富含维生素A、维生素C和蛋白质的食物，比如瘦肉、动物肝脏、胡萝卜、豆芽、西红柿、油菜、卷心菜等，也可以加强机体抵抗电磁辐射的能力。我还提醒她，最好常用专门的液晶屏清洁液擦拭电脑屏幕，去掉屏幕上因为静电而附着的微尘，因为这些微尘会加大辐射量。

我们的生活环境中，电磁辐射确实越来越多了，虽说现在电磁辐射的危害有被夸大之嫌，但总是小心为妙。针对电磁辐射的防护，现在还没有一劳永逸的办法，也没有针对性的特效药或物品，最好的办法就是远离辐射源，或者多摄取有抗辐射作用的食物，不要单纯地依赖某一种办法。

第二章

保湿老偏方，护肤先从补水开始

留住皮肤中的水分，你就是花样美人。

几乎所有的皮肤问题，根源都是缺水。人从年轻到衰老的过程，就是身体里的水分不断流失的过程。当皮肤中的水分供应不足，皱纹、粗糙、痘痘等问题就会毫不客气地暴露在脸上。水是维持女人青春活力的第一大营养素，护肤一定要从补水开始。

为什么古代美女不用化妆，脸蛋就像花儿一样娇嫩？一方面是因为古代特有的气候环境，绿树成荫，小溪环绕，没有工业污染，空气中的湿度刚好能够滋养皮肤。另一方面，古人也深谙补水的道理，起居、饮食都十分讲究。

在本章中，我精选了从古至今最好用的补水偏方，内服外用的都有，在临床上我也常用它们来治疗因缺水导致的各种皮肤疾病，希望这些偏方能对你有所帮助。

11. 皮肤干燥，快用莲子百合来调理

难题：皮肤干燥，手足心热，容易口渴

很老很老的老偏方：取莲子、百合各20克，猪瘦肉100克，放入锅中，加适量的清水炖煮至猪肉烂熟，调入少许食盐即可。每周服用 3 ~ 4 次，坚持 1 个月可见效。

插在瓶中的花，无论你给它喷多少水，它都会在短期内凋谢。说到底，是因为瓶中的花没有根，无法吸收到生命的精华，从它们被折断的时候起就注定了。女人如花，要想保持皮肤的水润，你必须要有好的根基，根基好了，皮肤才能源源不断地吸收养分，呈现出水灵灵的饱满状态。

这里说到的根基，就是指一个人的体质。举个例子，我们都知道皮肤出现干燥、脱屑等诸多问题，根本原因是缺水。身体缺水，一般会使人感到口渴，但皮肤缺水，我们不一定会感觉到口渴。况且，就算我们平时喝很多水，皮肤仍然可能缺水。为什么会出现这种情况呢？原因就在于体质的特殊，身体在水液的分配上出现了不均衡，为了满足重要的生理功能，把喝进去的水用到其他地方了，而皮肤这种相对“次要”的部位，就只能暂时忍受“旱灾”了。

我们医院有一位护工陈阿姨，有一天在我值晚班时，带她女儿来找我。她女儿才二十几岁，看起来皮肤干瘪，面容憔悴，没有一点年轻人的稚嫩水灵。经过一番询问我才知道，陈阿姨的女儿常常上火，经常口渴，半夜常被渴醒，要起来喝好几次水。她说自己待的那个公司每年都有体检，却从来没查出过什么毛病。

我看她舌质偏红少苔，手心比较热，脸色暗沉，心里大概有数了。聊了几句，知道她常常失眠，大便干燥，有的时候莫名其妙就没耐心了，忍不住要发脾气，我基本上可以断定，她主要的问题是阴虚。

中医将人体分为平和、阴虚、阳虚、血虚、气虚、湿热、痰湿等不同体质。平和，是一种健康的体质，这类人只要正常喝水，一般都不会干渴，皮肤大多偏向中性，水灵有光泽。至于其他体质引起的口干舌燥、皮肤干燥，光喝水是没用的。像陈阿姨的女儿，就是阴虚引起的。阴是指体内的体液，包括血液、津液、唾液、泪水、内分泌及油脂分泌等。阴虚到了一定程度会损伤阳气，阳指身体的机能，阳气损伤，阴津不足，身体长期呈缺水状态，脏腑功能也会随之出问题。这就像是干烧锅不加水，锅迟早要烧焦的。

阴虚有很多种情况，如果是肾阴虚，肾水不足，心火就会旺，人容易烦躁、失眠；如果是肝阴虚，肝火旺，散热不佳，皮肤容易发红发热；如果是肺阴虚，肺主毛发，肺火上蒸，会把皮肤中的水都蒸发干，长期下去，脸很容易起屑脱皮、长皱纹。

听我一番话，陈阿姨的女儿显然害怕了，她一直认为自己只是容易“上火”，算不上什么毛病，没想到这就是引起她皮肤干燥的原因，怪不得涂了保湿霜都不管用，那些保湿霜还都不便宜呢！

我叫她别担心，认真调理1～2个月，很快就可以把缺失的水补回来了。我给她推荐了一个食疗方：取莲子、百合各20克，猪瘦肉100克，放入锅中，加适量的清水炖煮至猪肉烂熟，调入少许食盐即可。这个方子对失眠、心烦、心悸、干渴、咳嗽等阴虚症状都有疗效，常喝不但可滋阴润肺，还能改善肌肤。

莲子性平，可健脾益肾，养心安神；百合性微寒，可清肺热、清心镇静；猪瘦肉有补肾养血、滋阴润燥的功效。清代医家王孟英说过：“猪肉补肾液，充胃汁，滋肝阴，润肌肤，止消渴。”《本草备要》也记载：“猪肉，其味隽永，食之润肠胃，生精液，泽皮肤。”猪肉蛋白质含量较高，每100克可含高达29克的蛋白质；猪肉含有丰富的维生素B和人体必需的脂肪酸，还含有铁、钙、锌等多种微量元素，可改善缺铁性贫血。经常食用猪肉不仅对身体脏腑有益，还可使皮肤黏膜所必需的蛋白质、氨基酸、维生素和微量元素得到补充，皮肤代谢正常，皮肤自然水润光亮。

我还嘱咐她，平常少吃胡椒、辣椒等性温燥烈的食物，一旦感到上火了，不要立马喝寒凉的药物降火，可以用甘蔗、梨、麦冬等分别榨汁饮用，也可以吃点绿豆、冬瓜、海带等具有清热滋阴功效的食物。但是不要一味偏寒凉，也要注意适量摄入性味平和或偏温性的食物，有条件的可以吃燕窝、鲍鱼、海参、海蜇、甲鱼、螃蟹，没条件也可以吃猪瘦肉、鸭肉、牛奶、乌贼、干贝、黑木耳、银耳、芝麻、山药、红枣，它们的滋阴润肤效果一点也不比燕窝、鲍鱼差呢。

陈阿姨的女儿听了我的话，回去后足足调理了半年，阴虚的体质总算恢复平和了，没再失眠，也不那么容易口渴了，肤质当然也大有改善，水润了不少。

12. 脸上起皮屑，喝点栗子鸡汤就好

难题：皮肤干燥紧绷、易起皮屑，手脚冰冷，爬楼梯时容易气喘

偏方：取鸡肉250克，栗子肉100克，适量姜片。将鸡肉、栗子、姜片一同放入锅内，加适量清水，武火煮沸后，文火煲1小时，然后调味食用。也可加入适量红枣、枸杞子。每周喝1～3次，2个月后可见效。

注意：消化功能不好的人，不宜吃太多栗子，一次吃5～6颗就要适可而止了。

不少爱美的女性都爱往脸上“喷水”，想让皮肤有较多的水分，但不管对哪种肤质来说，这种补水方法都是非常短效的。因为皮肤干燥的一个重要原因，是脸上的皮脂分泌和皮肤中的水分不能达到平衡状态，才表现出过干或者过油的极端现象。喷上去的水分，缺乏足够的保湿措施，很快就会蒸发掉，使皮肤更干燥紧绷。

中医认为，皮肤失去滋养，与脏腑内部失调有关。任何年龄的女人，只要你的气血不足，血液流通不畅，都不可能给皮肤供应充分的水分和营养。为什么冬天人的皮肤容易干燥呢？除了干燥的空气容易带走皮肤的水分外，冬天人的阳气本身就容易虚损，血液循环不像春夏时那样旺盛，无法更好地运送血液去滋养皮肤。一个人的脸若长期处于“冬季”状态，那就要考虑你的身体内部是否正在受着“严寒”。

曾经有位三十多岁的杂志女编辑，来采访我关于一些女性保养的问题。当时我发现她是干性肤质，不仅缺水比较严重，还有少许脱屑现象，就拿她来举例，提醒她要注意保养了。她笑着说，自己并不是懒女人，补水的面膜、保湿霜、精华露、爽肤水，她一样不缺。可是这些东西刚用的时候效果还好，就是持续时间不长，上午还好，一到下午她的脸就开始干燥紧绷了。

从她微微水肿的脸和苍白的气色，还有其他一些外在的表征来看，我认为她有气虚、阳虚的表现。气虚的人走楼梯时最明显了，健康的人爬七八层才会轻微气喘，气虚的人爬三层就气喘吁吁了。长期气虚，会发展成为阳虚，这又会多一个症状——怕冷。阴虚的人容易手脚冰凉、畏寒怕冷。这位女编辑爬楼梯上来找我时明显气喘不停，跟我握手时，我可以感觉到她的手冰凉。

气虚是指元气不足。脾气虚会导致营养吸收不良，喝进来的水吸收不了，容易水肿；肾气虚是喝多少水就尿多少，造成身体缺水，皮肤干燥；肾阳一旦不足，就相当于有锅没有火，身体失去了动力，血液流通缓慢，手脚自然就暖不起来，脸上的皮肤肯定也要跟着“受冻”了；肺气虚，人就会慵懒乏力，更要命的是，肺主管毛发，皮肤和毛发都要靠肺的精气来滋养和温煦，皮肤的散气与汗孔的开合功能，都与肺的宣发功能密切相关。一句话，皮肤缺水、欠滋润，气虚、阳虚都是罪魁祸首。

那么有什么法子可以一条龙服务，将这些“气”都补起来呢？答案是有的，先重点补脾气。明代医家李中梓说过：“先天之本在肾，水为天一之源；后大之本在脾，脾为中宫之土。”要想把肾气、肺气补起来，关键在于调理好脾，脾不虚了，消化系统强大了，气血就足，什么都会好起来。于是我建议这位女编辑喝山药粥，还有栗子粳米粥，可以加入生姜、红糖、红枣食用，每周服2～3次，对脾胃虚弱、消化不良、腹泻、尿频等都有改善作用。

我还建议她多喝点鸡肉栗子汤，具体做法：取鸡肉250克，栗子肉100克，适量姜片。将鸡肉、栗子、姜片一同放入锅内，加适量清水，武火煮沸后，文火煲1小时，然后调味食用。也可加入适量红枣、枸杞子。每周喝1～3次，可美容养颜、补气血。

现代医学认为，干性皮肤形成的主要原因有两个，一是先天性皮脂腺活动力弱，二是后天性皮脂腺和汗腺活动衰退，相关激素分泌减少。营养不足，比如维生素A、脂肪等缺乏，又或者皮肤血液循环不畅、疲劳等，都是造成皮脂分泌少的重要因素。因此，吃点含有脂肪、蛋白质、维生素的食物，可以给皮肤的生长提供营养。

上述方子富含皮肤需要的各种营养成分。栗子味甘性温，对应脾的黄色，归脾、肾经，具有补脾益肾、补中益气、强筋骨、养血美颜的功效；栗子素有“干果之王”的美称，栗肉含有10%蛋白质、70%左右的淀粉，还含有丰富的不饱和脂肪酸、维生素和钾、镁、铁、锌、锰等矿物质，这些都是人体必需的营养物质，可以强化血液循环，促进新陈代谢，增强人体抵抗力；鲜板栗所含的维生素C是苹果的十多倍，甚至比公认含丰富维生素C的西红柿还要多，是抗衰老的滋补佳品；栗子含有维生素B_2，可保持皮肤的新陈代谢正常，减退色素，使皮肤光洁柔滑。

鸡肉味甘性平，容易消化，最适合食欲不振、体质虚弱的人食用。爱美的女性总想补胶原蛋白美容，其实鸡肉就富含胶原蛋白，多吃可防止皮肤干燥长皱纹。此外，鸡肉还富含不饱和脂肪酸、维生素A和烟酸，能修复皮肤黏膜，改善皮肤锁水功能，防治皮肤粗糙。因此，每周吃几次鸡肉对健美身材、滋养皮肤有益。鸡肉补血，栗子健脾，脾健有利于吸收鸡肉的营养成分，两者搭配在一起可以充分发挥各自的食疗功效。

我嘱咐那位女编辑，先吃一段时间栗子粥、山药粥补脾，等胃口好转时，再多喝点滋补的汤，比如鸡汤、羊肉汤、牛肉汤等，不但可以补阳气，促进全身血液循环，还能给皮肤提供充足的脂肪、蛋白质、维生素等营养成分。不过要注意，千万不要滋补过度，别把稍微增强的脾气给打回原形了，吃补品要适量，三餐七分饱也就够了。

以前她不喜欢吃肉，而且吃羊肉会上火，什么都补不了。这次喝了一段时间山药、栗子补脾粥后，惊喜地发现胃口大开，很多补品吃了都不会有腹胀不适感。当然，她没有大补特补，饮食还是以清淡为主。就这样坚持调理了两个月，她发现自己不再畏寒怕冷了，皮肤有了油水的滋养，变得水嫩光滑了。

需要提醒的是，栗子营养价值虽高，但患有胃溃疡的人食用后会产生过多胃酸，加重胃部负担。普通人吃太多，也会形成胃肠道胀气，甚至导致便秘。所以，消化功能不好的人一次吃 5 ~ 6 颗就要适可而止了。

13. 脸上油腻真难受，光控油不补水可没用

难题：皮脂油腻，爱长痘痘

偏方：取绿豆30克，薏苡仁50克，鲜百合30克，粳米100克，冰糖80克。将薏苡仁、绿豆、粳米洗干净后浸泡30分钟。在锅中放入绿豆、薏苡仁，煮至开花后加入百合、粳米，煮成粥后加入冰糖即可。每天服1次，连服3天。

注意：此方性寒凉，腹泻时不要服用。

对油性皮肤和混合性皮肤的女孩子来说，脸上经常泛着油光，确实有点让人难为情。我上学的时候，有位室友是油性皮肤，大家常拿她开玩笑，甚至有男生私下给她起绰号叫“烧鸡皮”，她好几次为这事儿闹得哭起来了。

做医生之后，遇到油性皮肤的患者也很多。曾有个女孩子对我倾诉苦恼，觉得自己是油性皮肤实在太不幸了，她特别羡慕那些皮肤好的同事和朋友，觉得别人的脸都干干净净的，自己不管怎么洗脸，都显得脏兮兮的，还特别容易长痘痘，苦恼死了。

我问她，是不是为了去油，常用碱性的去油洗面奶。她说是啊，要是不用这些东西，脸上的油岂不是要滴下来了？她确实是比较典型的油性皮肤，仔细一看，毛孔粗大，鼻子上冒油最厉害，好像总是红红肿胀的，脸上还有深深浅浅的痘印。我告诉她，你的皮肤最大的问题是缺水，补水才是重点，以后千万不能再那样洗脸了！

她显然不太相信。在她的观念里，只有干性皮肤才缺水，她

的脸一点也不干啊。我笑着告诉她，油光满面只是假象而已，据统计，有80%的油性皮肤都存在缺水问题。如果只顾着控油，不补水，那脸只会越来越油。为什么呢？因为皮肤中的皮脂腺有自我保护的机制，会在皮肤干燥缺水时，分泌更多的皮脂来缓解。油性皮肤的油脂分泌异常，很多并不是天生如此，而是由于缺水。这时再拼命去油，只会使皮肤的油脂和水分进一步失衡，陷入恶性循环。

那到底要用什么样的护肤品呢？这女孩子又问。我笑了笑说，外在的护肤品效果不大，要想从根本上改变皮肤出油的状况，要从改变体质入手。

这个女孩子是广东人，体质也很有广东的气候特色——湿热。脸上油光可鉴的人，大多是湿热体质。有这种体质的人，面色容易发红，眼睛浑浊不清澈，头发油腻，头皮屑多。湿热严重的女性，还容易上火，脾气急躁，体味大，患湿疹等皮肤病。

为什么湿热会让脸部缺水冒油呢？“湿”其实就是身体里面的“污水”，是由于饮食不当，脾的“运化水湿”功能失调而产生的。脾胃消化功能失常，食物和水就会积滞在体内，不被身体吸收，化为毒物和死水，说简单点儿，就是代谢异常了，该进来的进不来，该走的走不掉。身体里面“湿”，皮肤上却“干”。

身体里有“湿气”的人，通常不会有想喝水的感觉，喝多了会有腹胀感（加重脾胃负担），这和阴虚火旺的那种干渴是有区别的。“湿”和“热”勾搭在了一起，会使内部脏腑功能失调，内分泌紊乱，皮脂腺分泌亢进，皮肤不断出油，一旦油脂严重堵塞毛孔，就会长痘。

对付湿热，要分清“湿”和“热”哪个更重，“湿”重先健脾化湿，注重补脾；“热”重则要先清热，后补脾。

我给她搭了下脉，问她日常起居，她说最近常便秘，小便比较黄，再看她舌质很红，苔黄腻，明显是热重。我给她推荐了一个方子：取绿豆30克，薏苡仁50克，鲜百合30克，粳米100克，冰糖

80克。将薏苡仁、绿豆、粳米洗干净后浸泡30分钟。在锅中放入绿豆、薏苡仁，煮至开花后加入百合、粳米，煮成粥后加入冰糖即可。这个方子适合夏天吃，有健脾通便、清热祛湿的功效。注意，此方性寒凉，腹泻时不要服用。

历代医家认为，湿热的病机在脾胃。长期情绪压抑、酗酒、滋补不当或过度，都会损伤脾胃，促成这种体质。现代研究发现，脾胃湿热的人，用电子显微镜检查大多有消化道炎症的表现，即消化道黏膜有充血、水肿、糜烂等症状。湿热的环境以及幽门螺杆菌等微生物感染，都是形成湿热体质的重要原因。实验观察发现，脾胃湿热的人，舌苔和肠胃道菌群的密度和多样性都明显高于正常人。也就是说，中医所说的肠胃有湿热，相当于现代医学讲的受细菌病毒感染而导致的消化道炎症。

广东人容易有湿热体质，大概是因为湿热的气候更容易滋生、传播细菌病毒，而这些细菌病毒通过食物或水湿侵入体内，会导致脾胃等内脏发生病变。当然，中医概念里的湿热，不止局限于脾胃，肝、肾、肺等内部器官乃至皮肤都可能会受“湿热”的影响，导致炎症。这就需要对症下药。

上述方子中，绿豆清热解毒，薏苡仁利水祛湿、健脾清热，百合滋阴除虚火。现代药理研究发现，绿豆中的某些成分有一定程度的抑菌抗病毒作用，薏苡仁可提高机体的免疫力，百合含有多种有益成分，可调节机体平衡。这几味食材搭配在一起，可以快速清除胃火，清热解毒，健脾化湿，消除炎症，恢复肠胃蠕动功能。脾胃功能正常了，肠道排毒顺畅了，内分泌正常，皮肤水油平衡，皮脂腺就不会再拼命地分泌油脂了。

这个女孩子回去喝了几天绿豆百合薏仁粥后，大便通畅了，食欲也好了。脸上虽然还显得油，但比起过去已经大有改善，皮肤有些水润清爽的感觉了。我嘱咐她，即使不渴，也要多喝水，不要一下子猛灌下去，要少量多次地喝，以免胃酸被过分稀释，降低杀菌能力。另外，不要吃辛辣油炸食物，一旦感到脸上冒油严重就多吃绿豆、冬瓜、莲子、莲藕、茯苓、鲫鱼、鸭肉等食物。但注意饮食不要过于偏向寒凉，过度寒凉一样会损伤脾胃。因此，广东人虽然爱喝凉茶对付湿热，但也特别注意清补凉，在清凉之中，不忘适度搭配健脾、滋阴、补肾之品。

清热祛湿一定要把握好度，遵循“补中有泻、泻不忘补”的原则。像车前草、淡竹叶、滑石、溪黄草、鸡骨草等寒凉中药，只能在湿热严重的情况下喝几天，平时不建议多喝。那些寒性的祛湿食物，也不建议天天吃。有些女性听说绿豆汤可以排毒养颜，天天当水喝，结果喝出病来了。因此，要看情况而定，有热清热，有湿祛湿，一旦出现拉肚子的情况，就不要再清热了，可以喝点山药粥补脾止泻。

我还提醒那个女孩子，皮肤具有自动水油平衡的功能，不要为了去油洗得太频繁了，那样会把皮肤最外层的皮脂膜破坏掉，脸只会越来越缺水。她听了我的劝告，不再把心思花在控油护肤品上了，认真调养脾胃，一年后再见她，我发现她的皮肤光滑，泛出来的是水光而不是油光，显然功夫不负有心人。

14. 敏感皮肤难题多，这样补水最安全

难题：皮肤易过敏、红肿、发痒

偏方：分别按摩太溪穴、照海穴、三阴交穴。每穴按3～5分钟，每天按揉2～3次，最好是在下午5-7点的时候按，坚持2个月可见效。

为了针对性地护肤，我们一般将人的肤质分为中性、油性、干性、混合性和敏感性五种。在这五种肤质中，敏感性皮肤是比较特别的。粗看上去，这类皮肤比较细嫩，毛孔细小，红润，是很让人羡慕的皮肤，但当环境、气候发生变化，或者接近过敏原时，这种皮肤就会成为“高危”肤质，极容易受刺激而引起不适。

我认识的一位女记者就是这种敏感肤质。这位女记者今年27岁了，上海人，白皙细嫩的皮肤一直让她引以为傲，但长年在外奔波，免不了日晒雨淋，皮肤的抗打击力也越来越弱。有一次，她突然在一夜之间暴长出满脸的小疹子，又痒又痛。她到医院接受治疗，医生说是因为某种护肤品的成分引起的过敏反应，吃了一段时间药，痘痘总算消停了。原来用的护肤品也都不敢用了，她换了一些昂贵的抗过敏护肤品，虽然不过敏，但保湿效果并不佳，常常觉得脸上干燥紧绷。

后来有一次她来广州出差，顺便来看我。见到她时我很惊讶，没想到曾经皮肤那么好的一个女孩，如今脸变得干巴巴的，红血丝也非常明显。她叹了口气，问我用什么样的护肤品才既安全又有效。我实话实说，根本没有绝对安全的护肤品。现在的护肤品都含

有防腐剂、抗菌剂，不然不可能有1～3年的保质期。这些化学成分对于敏感皮肤来说，最好还是少接触为妙。皮肤实在敏感干燥时，可以用天然的橄榄油或杏仁油涂上薄薄的一层，瞬间给皮肤补充油水，不过这些外在保养做得再好，也不可能有持久的保湿力。

那该怎么办呢？我告诉她，有些人出现敏感症状是一时的，这和外在因素有很大关系，环境污染、不良化妆品的刺激等，都会导致皮肤变得脆弱敏感。还有一些人是由于体质差，长期处于亚健康状态，内分泌紊乱，身体抵抗力下降所致，这类人也很容易患上湿疹、脂溢性皮炎、过敏性鼻炎等疾病。要想从根本上改善过敏皮肤，必须要从改变体质入手，增强身体的抵抗力，让脏腑功能尽量发挥正常，摆脱亚健康状态。

拿她的具体情况来说，皮肤变差和她繁忙的工作有关。经常熬夜赶稿，饮食不规律，长期如此，皮肤的水分和营养供应不足，水分和胶原蛋白质流失加快，再加上化妆品的刺激，导致皮肤结构受损，角质层变薄，锁水能力变差。皮肤总缺水，防护能力又越来越弱，这才容易过敏。要想改善这种状况，首先要补水。

有个办法可以给皮肤安全补水，逐步改善肤质，而且适用于各种肤质。方法很简单，分别按摩3个补水穴：太溪穴、照海穴、三阴交穴。这些穴位不难找，太溪穴在足内侧，即位于内踝尖与跟腱之间凹陷的地方；照海穴在内踝尖下方的凹陷处；三阴交穴位于内踝尖直上3寸，在胫骨后缘，也就在脚踝骨的最高点往上3寸的地方。注意，中医所说的寸，是指同身寸，不需要用尺子量，将自己的手并拢横着放，四根手指横着的宽度就是3寸。

我提醒她，按摩时要把握力度，按到有微微酸胀感就可以了，可以涂点按摩油或精油，防止皮肤损伤。一般每穴按3～5分钟，每天按揉2～3次，最好是在下午5—7点的时候按，只要坚持，就会有明显的补水效果。

她有点不太相信，脸上的问题跟脚有什么关系呢？

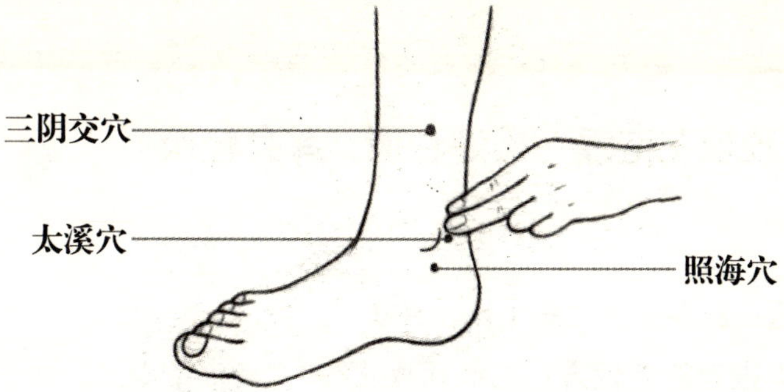

坚持按摩这三个穴位，就能为皮肤补水，既安全又有效。

我告诉她，上述按摩穴位的方法，主要是为了调节身体机能，改善皮肤微循环，起到补水的效果。太溪穴是指肾经的原穴，按揉可以激发身体的原动力，也就是激发肾经元气，起到滋阴益肾、壮阳强腰、润养全身经络的作用；照海穴是肾经水大量蒸发的地方，可调节身体的各项机能，补肾安神，按揉这个穴位还可保养皮肤，防止水分丢失，增强补水效果；三阴交穴，是脾经要穴，肝、脾、肾三条阴经的气血物质在这里交会，相当于“公交车总站”，按揉这个穴位可调整三条经络的经气，调动三经的气血运行，提高身体的抵抗力。

体质好转了，身体气血顺畅了，皮肤的微循环自然也会有所改善，营养和水分就能顺利供应到脸上的皮肤，毒素就能顺畅地从皮肤排出体外。长期按这些穴位，脸上的红血丝也能有所改善。

她听了我的解释后，当即有了信心，说回去一定坚持按摩。我提醒她，按摩只是辅助方法，饮食、睡眠和适当的运动才是重中之重。我看她明显是比以前瘦了，就嘱咐她一定要注重调养脾胃。脾胃好了，吃青菜也能补血；脾胃不好，吃人参鸡汤也吸收不了。

她按照我说的，回上海后特别注重饮食，补气血，还坚持每天按摩那三个穴位。渐渐地，她的脸开始水润起来了。再次见到我时，她说，真没想到中医这么神奇，现在她再也不用操心天气一变就过敏了。

15．玫瑰花泡澡，缓解秋燥，浑身轻松

难题：秋冬季节皮肤干燥、发痒

很老很老的老偏方：先取玫瑰花200克浸泡半小时，然后加水煎10分钟，把煎的水和花一同倒入浴缸或澡盆，加入2匙蜂蜜即可。泡完澡后，在身体容易干燥、发痒的部位涂上橄榄油。

注意：水温不能太高，特别是有高血压病、心脏病、皮肤病如湿疹的，不宜长时间泡澡，免得症状加重。

古装电视剧里，常常有女人泡在撒满玫瑰花的浴盆中的情景，且不说这样做的情趣，单就这种洗澡的方法来说，确实有一定的科学性。玫瑰花泡澡，可以促进身体血液循环，起到给全身补水保湿的作用。

去年秋天，我们医院的实习生小刘老是喊身体干痒，看她隔着衣服抓痒的样子，真是好笑。我告诉她，这是秋燥常有的症状，是心肺火旺引起的，建议她用玫瑰花泡澡。先取玫瑰花200克浸泡半小时，然后加水煎10分钟，把煎的水和花一同倒入浴缸或澡盆，加入2匙蜂蜜即可泡浴。

这个方法很适合女性朋友们，玫瑰花清热养阴，有一股自然芳香，泡澡后可令心情舒畅，消除皮肤的小细纹。中医认为，玫瑰花味甘性温，可“柔肝醒脾，流气活血，宣通滞窒”，药用有清热泻火、行气活血、收敛的作用。中国古代老早就认识了玫瑰花的作

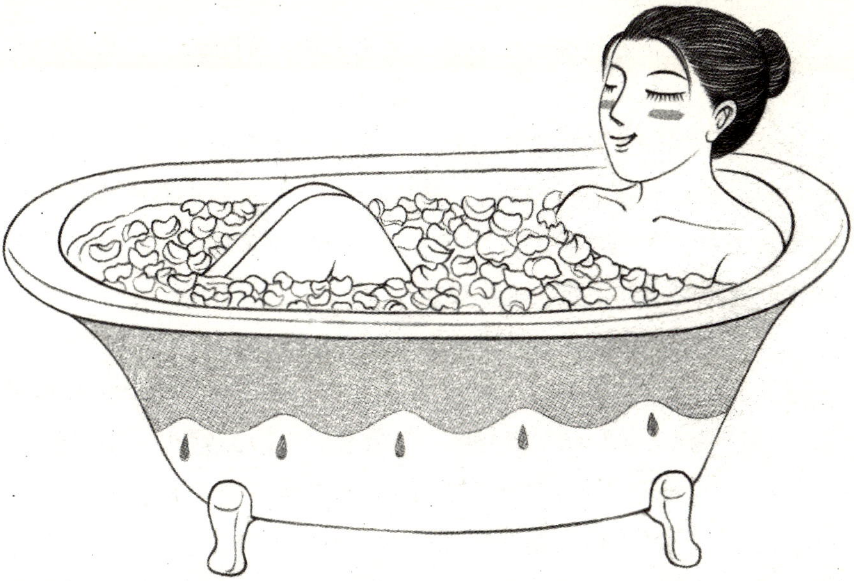

用玫瑰花瓣泡澡，能缓解身体皮肤干燥、发痒。

用，《食物本草》称其“主利肺脾，益肝胆，辟邪恶之气，玫瑰花食之芳香甘美，令人神爽”。

玫瑰花是很好的护肤植物，它富含维生素A、B、C、E、K，以及单宁酸，能改善内分泌失调，对消除疲劳有很大帮助，常用玫瑰花泡澡还能起到很好的护肤养颜效果，能促进老旧角质更新，保持肌肤光滑细致。

小刘听了这个方法后，问我可不可以直接把玫瑰花花瓣撒入浴缸里，这样不是更简单吗？我说可以，不过用来摆设的花瓶里的玫瑰花，为了保鲜，上面多是洒了药的，用来泡澡可不安全，一定要保证花的来源新鲜安全才能用，自家种的或药店买来的都可以。

泡澡好处多多，不一定非得用玫瑰花，也可以用薄荷。薄荷清凉通窍，不仅能使头脑清爽，还可舒缓肌肤，特别适合风热感冒时用。如果什么都不加，多泡澡也是好的。在泡澡时，一定要用温热的水，其中的原理跟泡温泉相似。现在很多人喜欢去度假泡温泉，就是因为泡温泉的温热刺激，可以扩张血管，促进全身的血液循环，加速人体新陈代谢，使肌肉、关节松弛，消除疲劳。大多数温泉都富含丰富的化学物质，它的功效比普通家庭泡澡要更胜一筹。比如温泉中的碳酸钙可改善体质；温泉所含丰富的钙、钾、氡等成分，对心脑血管疾病、糖尿病、神经痛、关节炎等均有一定疗效；泡温泉还可以美容养颜，其中的硫黄泉可软化角质，含钠元素的碳酸水则有漂白、软化肌肤的作用。

不过，由于泡温泉时血液循环加快，可能会引起一些不良反应，不是人人都适合。在家泡澡也一样，水温不能太高，特别是有高血压病、心脏病、皮肤病如湿疹的，不宜长时间泡，免得症状加重。

泡澡不一定要每天进行，可以用温热水淋浴代替。北方冬天冷，北方人洗澡次数少是利于养生的，但有些南方人冬天也懒得洗澡，夏天还喜欢洗冷水澡，这些做法，对于女性来说，都不利于美容养颜。冲热水澡是有好处的，不仅可以促进全身血液循环，消除一天的劳累，在洗澡时对身体的搓动也是一种按摩，对平日体育锻炼不足的都市人来说，相当于变相运动，好处是多方面的。

我提醒小刘，不要临睡前才洗热水澡。因为体温太高会抑制大脑褪黑激素的分泌，不但影响睡眠质量，还会使黑色素沉着。明智的做法是，在睡前1小时沐浴，这样等到临睡时，体温就刚好降到最适宜睡眠的温度啦！

我还嘱咐她，每天洗完澡擦干水后，趁毛孔张开时，最好在全身容易发痒、干燥的部位涂上橄榄油，重点涂手、脚和脸，还可将橄榄油均匀地涂抹于肚脐和腹部，并轻轻按摩，可清除腹部脂肪和皱纹。橄榄油纯净天然，绝无油腻感，是按摩推拿的最佳用油，对敏感的皮肤也有极好的亲和力。它富含不饱和脂肪酸以及各种维生素，极易被皮肤吸收，常用来按摩可加速血液循环，减缓肌肉紧张，滋养肌肤，增加皮肤的光泽和弹性，祛除小细纹。研究还表明，橄榄油中所含的多酚类有抗氧化作用，能有效避免因细胞老化而引起的色斑、皱纹等现象。

小刘听了我的话，回去后每天泡玫瑰花澡，常涂橄榄油，身体就不痒了。后来她每隔一周就泡一次，再没喊过身体发痒，连脸上的皮肤都水润了不少。

16．香蕉面膜最好用，短时间内让你容光焕发

难题：皮肤干燥

偏方：

①将1只香蕉去皮捣烂后直接敷于面部，15～20分钟后洗净即可，然后涂上护肤乳液。

②取香蕉3只，鲜奶150克，麦片100克，葡萄干50克，一同放入锅中用文火煮成糊，加入蜂蜜调味即可。

做一个现代的都市女性的确不太容易。有些女人的负担比男人还要重，在外要工作，在家要做家务、管孩子，还有特殊的生理期，等等。不管是工作还是生活，女人常常要与时间赛跑。

经常有姐妹问我，用什么护理方法可以立马见效，不至于在面试、约会的时候太难看，而且做护理的时间不会太长。其实想让皮肤在短时间的护理后马上有容光焕发的效果，关键是补水。所以我推荐最多的就是用香蕉面膜。

这个方法是从我一个朋友那学来的，具体做法是：晚上睡觉前，将1只香蕉去皮捣烂后直接敷于面部，15～20分钟后洗净即可，然后涂上护肤乳液，再睡上一觉就可以了。

香蕉不仅仅是一种美味的水果，更是美肤圣品，香蕉面膜性质温和，特别适合中性肤质，可强效清洁皮肤、收敛毛孔，起到瞬间补水保湿的效果。这款面膜也适合其他肤质，连敏感皮肤都可以放心使用。

除了香蕉，其他的水果蔬菜可以做面膜吗？当然可以，只要适

合自己的肤质，不会引起毛孔堵塞或过敏情况，能有效地补水就行了。像干性皮肤，最好使用含有一定油分的面膜，而油性皮肤，最好使用清爽一点的材料，比如黄瓜。要注意选用安全的面膜材料，保证无农药残留或其他污染。

但是，我们也不能期待捣烂的瓜果可以带来任何奇迹，曾有研究指出："抗氧化剂在身体局部并不能发挥很大作用。"也就是说，外敷护肤永远无法根治皮肤暗沉、干燥、皱纹等问题，顶多能起到消炎消肿，或短暂的保湿作用。

之前我就说过，皮肤对于大分子物质无法吸收，因此水果面膜起到的美肤效果只能是表面工作，是短暂的。那些外用的护肤水、保湿乳液，用了后觉得皮肤水嫩了，时间一长却失效了，也是这个原理。

要想从根本上改变肤质，必须从内部调养，让皮肤充分吸收到营养。

像那种特别容易干燥的皮肤，除了外用方法之外，我建议最好结合内服法，比如吃点香蕉奶糊，补水效果更好。具体做法是：取香蕉3只，鲜奶150克，麦片100克，葡萄干50克，一同放入锅中用文火煮成糊，加入蜂蜜调味即可。

大家都知道吃香蕉可以清热润肠，这是因为它富含膳食纤维中的果胶，可促进肠蠕动，使排便顺畅；香蕉果肉营养价值颇高，含碳水化合物、蛋白质、脂肪，还含多种微量元素和维生素，可以滋润皮肤，给皮肤美白保湿。不过香蕉性寒凉，不适合脾胃虚寒、容易腹泻的人，也不能空腹吃，所以配上牛奶等于给脾胃多了层保护，还能供应更多营养。

至于麦片和葡萄干，可视自己的喜好加入。麦片也是好东西，它富含纤维、维生素和矿物质成分，有美容、减肥的作用，而葡萄干呢，它含有较多钙、磷、铁，并富含维生素和氨基酸，是女性补血暖肾的佳品。另外，葡萄干含有纤维和酒石酸，能让排泄物快速通过直肠，改善直肠的健康。

所以，各位身型肥胖或经常便秘的女性，不妨常把这款奶糊当作早餐，坚持食用，既可润肺通便、减肥瘦身，又能解决皮肤干燥缺水的问题，可谓一举多得。

17. 皮肤越来越粗糙，蜂王浆嫩肤效果好

难题：皮肤粗糙，易衰老

偏方：坚持服用新鲜蜂王浆，最好是每天早晨用温水送服1～2汤匙。也可以早晚各1次，每天不得超过5克，空腹服用效果更佳。

注意：未成年的女孩子绝对不能吃蜂王浆，不然会有性早熟的风险。有内热的人也不宜服用，患有乳腺疾病、卵巢子宫疾病的患者更不能服用。

有段时间兴起了东南亚旅游热，我身边不少朋友都乘着假期去了。回来免不了交换意见，聚在一起吃饭时，东南亚的风土人情都成了主要的话题。有天聊到了泰国人妖，有位朋友好奇地问我，泰国人妖不是男人吗，怎么皮肤那么光洁嫩滑，比女人还女人？她觉得自己身为女人，皮肤还不及人家男人好。

我笑着告诉她，他们变美的秘诀不外乎是——激素。激素又叫荷尔蒙，包括雌激素、雄激素、黄体素、生长激素等。很多从事表演的泰国人妖，就是从小服用雌性激素变得外表靓丽的。女人不只是水做的，还是荷尔蒙做的。女性在20岁左右的花季，雌激素的分泌量达到顶峰，各种激素的分泌处于极为平衡的状态，这个年纪的女人是最美的，皮肤细腻而有弹性。一旦上了年纪，雌激素逐渐减少，皮肤也会变得粗糙松弛。

朋友听了我的话又问，要想皮肤好，老得不那么快，是不是直

接补充激素就可以了？我直截了当地告诉她，激素是身体自身产生的物质，不能随便乱补。因为激素是有特异性的，随便补进是有风险的。打个比方，就拿输血来说吧，就算是同一种血型，输到另一个人身体里还是可能会有不良反应。因此，在西方国家，激素的服用是有严格规定的。就算是植物性的激素也不能滥用，否则轻者失调，重者可能会引起卵巢囊肿和子宫肌瘤等后遗症。

那有没有比较安全的方法可以改善皮肤粗糙、延缓衰老呢？有，皮肤的衰老，如果没有特别的原因，首先是因为身体整个在衰老，我们如果能坚持良好的生活习惯，饮食均衡，坚持身体锻炼，就可以有效地延缓衰老。

如果想借助一些补品来辅助，最好也是天然的东西，我们应该在食品这个范畴内考虑，而不是首先去考虑药物。比如新鲜的蜂王浆，坚持服用就对抗衰老有很多好处。每天早晨用温水送服1～2汤匙，或者早晚各1次，早餐前30分钟到1小时，晚上入睡前30分钟左右食用。蜂王浆虽然好，但也不是吃得越多就越有效，常人一天最好不要超过5克。另外，蜂王浆内有天然活性物质，千万不能加热食用，以免营养成分流失。舌下含服，或用温开水送服最好。长期坚持，可改善皮肤粗糙，延缓衰老。

蜂王浆被人们誉为“软黄金”“生命青春之源”，它的营养保健作用，相信不少爱美的女性都知道。蜂王浆是高蛋白物质，含有B族维生素和乙酰胆碱，以及多种人体需要的氨基酸和生物激素等，可改善细胞的新陈代谢，防止胶原蛋白或弹性纤维变性、硬化，可谓是一种很好的美容剂，具有抗氧化、抗辐射、抗衰老等多种功效，服后能促进食欲，改善气色，对消除斑点、淡化皱纹都有一定作用。

蜂王浆是保健的好东西，尤其对中年妇女来说。因为女性到了50岁左右，就开始进入了绝经期，此时，雌激素和雄激素的分泌量都会大幅下降，皮肤也会越来越粗糙，这个时候吃蜂王浆最好。有研究发现，蜂王浆可强化肾上腺皮质机能，调节人体激素，活化脑细胞，有利于治疗更年期综合征等。日本医学博士松下敬一通过大量临床观察发现，蜂王浆确实对更年期综合征有明显的疗效，中年妇女服用蜂王浆，可延缓更年期的到来。

需要提醒的是，蜂王浆要新鲜，采浆后要立即低温贮存。购买蜂王浆时，要懂得识别真假，新鲜蜂王浆表面有冰凌状，是乳白色和淡黄色的，像黄金一样闪闪发光，闻起来也有一股特殊的芳香，不会有腐败发酵或牛奶等气味。

另外还要注意，因为蜂王浆对人体激素的分泌能产生作用，未成年的女孩子绝对不能吃蜂王浆，不然会有性早熟的风险。有内热的人也不宜服用，那些患有乳腺疾病、卵巢子宫疾病的患者更不能服用。

当然，调节荷尔蒙分泌不一定要吃蜂王浆，还有很多其他的方法，最安全的方法是通过日常的饮食补充营养，活化自身内分泌腺，从而延缓衰老。就像我们前面说过的，保证日常饮食的平衡，才是最好的方法。

有研究表明，黄色食物有助于促进荷尔蒙的分泌，比如黄豆和豆制品就有这个功效。黄豆和豆制品中含有大量植物雌激素，可有效预防乳腺疾病，尤其是黄豆，可以改变体内激素的分泌。有临床医学研究显示，黄豆及豆制品具有平衡体内雌激素的作用，当体内雌激素太低时，黄豆或豆制品会使它增加，而当雌激素太高时，黄豆或豆制品也会使它减少。因此，不管什么年龄的女性，都可以喝点豆浆，也同样能改善皮肤粗糙，延缓衰老哦！

第三章

祛痘老偏方，帮你找回光滑清透的脸庞

彻底告别了痘痘，才算迎来了青春。

痘痘也称青春痘，因其好发于青春期的少男少女而得名。据统计，有80%～90%的年轻人有过长痘的烦恼，其中大多数患者在青春期后能够痊愈，但也有一部分患者，一生中最美好的青春年华都在与痘痘抗争。由于痘痘难根除、易复发，因此，祛痘向来是护肤中的大工程。

痘痘不可小觑，它对皮肤的伤害不仅仅停留在青春期而已，毛孔粗大、痘疤、痘印等皮肤问题，都是痘痘惹的祸。如果不及时根除，将会增加护肤的难度。

别担心，本章精选了对治各种类型痘痘的经典老偏方，再顽固的痘痘，也有办法帮你根除。

18. 满脸痘痘真讨厌，桑叶帮你除烦恼

难题：满脸痘痘（热毒型痘痘）

很老很老的老偏方：

①每天取鲜桑叶50克，煎水分3次服用。连用3～7天可见效。

②用适量鲜桑叶，捣烂敷痘痘处，每次敷30分钟。每天1次，连用1周可见效。

我有一个朋友，在一家大企业做人力资源管理。有次吃饭时，谈起一个有趣的话题，说自己面试求职者的时候，对脸上痘痘多的人特别谨慎，除非这个人有特殊的才能，否则一般不会录用。在座的几个人都批评他，说他真是一朵奇葩，这都什么年代了，还搞“种族歧视”，以貌取人。

他解释说，之所以警惕痘痘一族，主要是觉得有这种症状的人大多脾气不好。有的是本来就因为脾气急躁长痘的，有的是长痘久了郁结上火的，总之将来都可能在公司里滋事生非。那天，就这个话题大家说了很多，最后竟然有一半人开始倾向他。我虽然不同意他的看法，但说起长痘的人脾气容易暴躁，确实是有些根据的。当然，这种病理或心理的反应，通过治疗完全可以消除，跟性格未必有直接的关联，因为这个原因就不给求职者机会，还是太草率了。

从表面上看，痘痘是由于皮脂腺分泌旺盛，毛囊及皮脂腺阻塞、发炎所引发的一种慢性炎症性皮肤病。但中医认为，有些痘痘是内火旺盛的产物，身体的毒物太多，皮肤排都排不过来，出现塞

车了，堵住了路口，油脂堆积在一起，就会导致痘痘大爆发。这和饮食不当有很大关系。此外，不规律的生活作息、不良情绪也会使身体排毒功能失衡。身体一失衡，又反过来加重不良情绪，因此大家会认为爱长痘的人脾气臭。

中医还认为，长痘的原因一般分为四种：热毒、胃热、血热、湿毒。热毒多因为肺感风邪热邪；胃热病在脾胃；血热多数是因为肝火旺盛或肝郁化热引起的血瘀；而湿毒会攻击五脏六腑，包括寒湿和湿热两种。爱长痘且脾气火爆的人，多有内热，肝火比较旺。

前不久，邻居的女孩小青长了不少痘痘，为了治痘痘，花了不少钱买祛痘的药和护肤品，效果却不怎么样，正烦恼不堪。后来她想起我这个邻居，就在下班后来找我。小青的脸上散落着一些痘痘，有些已经成了小脓疱，周围有红晕，摸起来还有疼痛感。我看她面红耳赤，情绪急躁，舌质发红，而且平常大便比较干，口干舌燥，因此判断是热毒型痘痘，需要清肝降火、解毒散结。

我告诉她，每天取鲜桑叶50克，煎水分3次服用就可以祛痘。另外，用适量桑叶，捣烂外敷在痘痘处，每次敷30分钟，每天1次，也能消炎祛痘。

桑叶是桑科落叶小乔木桑的枯燥叶，性寒，味苦、甘，归肺、肝经，具有清热解毒、清肝降火、疏风散热的功效，对痤疮、黄褐斑有不错的疗效。现代不少化妆品的成分都含有从桑树中萃取的精华，经过高温燃烧过的桑树灰烬不但具杀菌能力，还可以使老化的角质层脱落，加速角质细胞更新，促进表皮细胞生长以及真皮层内弹性纤维增生。

我国古代医著《保生要录》中所载的“扶桑至宝丹”，具有“驻容颜”的功效，其中的主要药物就是桑叶。现代研究发现，桑叶具有抗菌消炎的功效，还有类似于人参的补益和抗衰老作用。桑叶中含有的DNJ矿物质，能润肠通便。可以说，桑叶是天然的强抗氧化剂，其富含稀有元素有机硒、锗，可清除体内自由基，使体内的毒素和废物被氧化，增加血液中的含氧量，促进新陈代谢和微循环，对抑制黑色素沉着有积极作用。临床上曾有人试用桑叶煎剂治疗痤疮258例，其收效达到89%以上。另外，还有人用鲜桑叶捣烂外敷治疗，也取得了满意的效果。

小青听了我的偏方，回去服了三天桑叶水，大便果然就通畅了，痘痘的长势也被扼制住了。我嘱咐她，一旦火降下来，就可以停服了，桑叶毕竟寒凉，女孩子不要喝太多。可以多吃草莓、梨、西红柿、葡萄柚、绿叶蔬菜，这些食物富含维生素，从中医的角度来说，这些食物可以清内热，改善皮肤出油长痘的情况。

另外，还要多吃富含维生素A（猪肝、贝类等）、维生素B_6（豆类、坚果、鱼等）、锌（南瓜子、全麦、燕麦等）的食物，给皮肤补充营养。她按照我说的调节饮食，并坚持敷脸两个多星期，痘痘没再长，脾气也温和了。

19. 下巴痘痘长不断，艾叶泡脚效果好

难题：下巴长痘痘，很久都不消退（寒湿型痘痘）

很老很老的老偏方：

①用温水泡脚，水温不能太烫，40℃左右，泡30分钟就可以了。长痘严重、经期痛经时，可加入30克艾叶。一周泡2次，月经来前1周坚持每天泡脚。

②取玫瑰花5克，山药200克，薏苡仁100克，大枣20克，冰糖适量。把薏苡仁倒入锅中，水开后用小火慢慢熬，30分钟后放入其他材料，文火慢熬，待煮烂后加入冰糖即可。每天早起食用1碗，每周服用3～5次，直至痘痘消失为止。

现代医学认为，长痘痘和遗传、内分泌失调等因素相关。内分泌，主要是指雄性激素和雌性激素的分泌。雄性激素多，会刺激皮肤产生大量的皮脂，造成毛孔粗大，出油过多。当皮脂分泌过度时，皮脂容易堆积，因而堵塞毛孔，稍不注意卫生，痤疮杆菌会大量繁殖并分解皮脂，形成粉刺、脓疱。但耐人寻味的是，为什么有的人偏喜欢在某些固定部位长痘呢？

现代医学对此的解释是，因为那个部位皮脂分泌旺盛。那为什么偏偏是那个部位分泌旺盛呢？而且还表现出某种规律性，并不会轻易地转移到其他地方去？

这个问题用中医的理论回答，可能更容易理解。

中医认为，人体的五官和五脏是一一对应的，如“肝开窍于目”“心开窍于舌”“脾开窍于口”“肺开窍于鼻”“肾开窍于

耳”。此外，脸部其他部位，也都是脏腑各自的地盘，就像一张地图一样简单明了。比如额头对应心肺，鼻头对应脾胃，鼻子两边、颧骨下面的脸部区域分别对应小肠大肠，脸颊侧边靠近耳朵的区域对应肾，而鼻梁的中段、眉毛向外侧的一半，则对应肝脏。

这个理论虽然得不到现代医学理论的证实，但临床的许多病例都能支持它。比如，下巴长痘，长期不愈，很可能是因为肾虚（中医肾的概念包括生殖系统、泌尿系统），女性往往在经期反复长痘痘，特别是月经后期，恰恰说明了这点。

现代医学认为，女性在经期长痘，是因为黄体素浓度增高刺激皮脂腺分泌的缘故。如果下巴长期长痘，我们可以发现患者往往还伴有一些妇科疾病。在中医看来，下巴长痘暗示着肾阳虚，体内寒湿较重。体内有寒湿的女性，常常畏寒肢冷、大便清稀、浮肿、容易感冒，整个人看上去没精神、疲惫乏力；体内寒湿重，会造成经络不通，血液流动速度变慢，导致经络瘀堵，皮肤自然就长痘、长斑了。

这种寒湿型痘痘和热毒型痘痘不一样，痘痘可能比较大，呈结节，颜色暗红，质地不硬，按压后有黄白色的皮脂样分泌物，持续的时间比较久，不容易消退，常在脸下半部出现，即鼻翼、人中、嘴巴四周、下巴等部位，多见于30～40岁的成年患者；而热毒型的痘痘可能一下子爆发很多，还伴有红肿、脓疱，但随着热毒散去，红肿很快消退，脓疱结痂，常分布在脸的上半部，即颧骨四周、眉间、额头部位，多见于青春期患者。

我认识的一位女患者就是这样。这位女患者36岁，有痛经的毛病，而且每次月经来的几天，下巴都长痘痘，有的很大，呈囊肿型，按压起来有很强的痛感，有的偏小，呈白色。最初她还以为是上火了，拼命喝凉茶，不吃油腻辛辣食物，忌口做足了工夫，但下巴的痘痘还是没个消停。

我为她检查后告诉她，她的体质表面上有热，本质却有寒，为

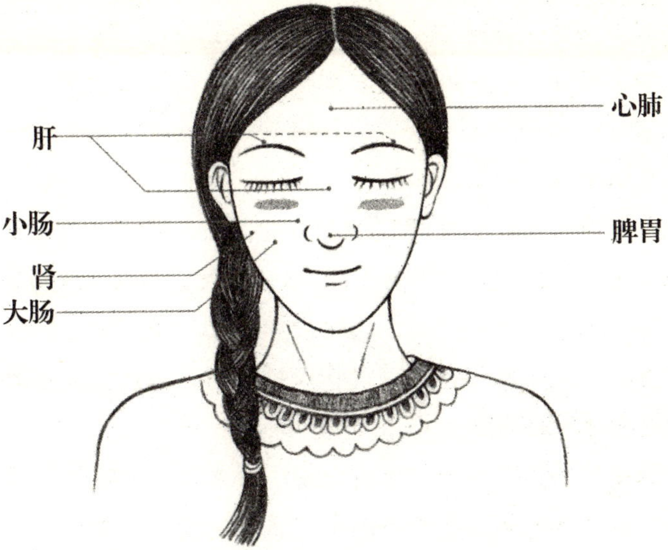

痘痘长在哪里，预示着问题出在哪里。

了“降火”长期吃生冷食物，反而导致下焦寒湿更重，寒上加寒，虚上加虚，更加不能制约上焦之火，所以越治火越大，必然痘痘不断。简单来说，就是没弄清寒热，朝着相反的方向去治了，结果越治越顽固。

治疗这种寒湿引起的痘痘，温肾化湿才是最关键的，中医讲的“益火之源，以消阴翳”就是这个意思。我建议她多吃温补祛湿的食物，尽量少吃生冷、湿气重的食物，同时建议她用温水泡脚，水温不能太烫，40℃左右，泡30分钟就可以了，一周泡2次。经期痛经、长痘严重或冬天畏寒怕冷时，还可以在水中放点艾叶。

俗话说：“寒从脚下起。”古医典籍也有记载：“人之有脚，犹似树之有根，树枯根先竭，人老脚先衰。”由此可知，脚是人体重要的部位，脚心有重要的穴位可以温肾补阳。对于体寒的人来说，泡脚是一个极好的方法，可改善手脚冰冷、痛经等问题。在水中加入艾叶，疗效更快。艾叶味苦性温，能温经祛寒、除湿、通经络，现代研究发现，艾叶具有抗菌、抗病毒、抗过敏和增强免疫力等功能。

注意，每周用艾叶水泡脚1～2次就可以了，艾叶也不要用太多，一小把就好（30克左右），用得太多，泡得太频繁，反而会引起虚火上升，出现头痛、头晕、耳鸣等不良反应。夏天最好不要这样泡脚，靠近经期前几天可以。

改善寒湿体质，食疗的方法也不错，比如喝玫瑰山药薏米粥。取玫瑰花5克，山药200克，薏苡仁100克，大枣20克，冰糖适量。把薏苡仁倒入锅中，水开后用小火慢慢熬，30分钟后放入玫瑰花、山药、大枣，用文火慢慢熬，待食物煮烂以后，再加入适量冰糖，这样玫瑰山药薏米粥就做好了。

玫瑰花性质温和，可平衡内分泌，补血气，有行气、活血、收敛作用，对妇女经痛、月经不调也有良好的功效。薏苡仁有健脾祛湿的作用，山药则是补肾益精的佳品，加上补血活血的大枣，每天早起食用1碗，对于改善肾阳虚、寒湿体质有很好的效果，当然，因寒湿引起的痘痘自然就断根了。

此外，我还嘱咐那位女患者要注意保暖、多运动。经常运动有助于血液循环，通经活络，出汗排出寒湿，避免寒湿郁久化火。只有肾气足了，经络畅通，痘痘才会远离。她按我的方法坚持调养了一段时间，痘痘不长了，痛经问题也随之解决。

20. 鼻子长痘肿得吓人，试试牛蒡冬瓜汤

难题：鼻子上长痘痘、红肿（胃热型痘痘）

很老很老的老偏方：取牛蒡1根，冬瓜100克，排骨300克，盐少许。排骨焯水，放入一锅开水中炖煮30分钟，加入切成滚刀块的牛蒡炖上20分钟，再放入冬瓜炖上15分钟即可食用。每天喝1碗，坚持1周，情况好转，可逐渐减少服用次数。

有一天经过护士站，看到几个护士在里面聊天，正在拿新来的小张开玩笑。几个人都指着小张的脸，说她鼻子大，上面红光滚滚，是有福气，鸿运当头，今年肯定有好事。小张比较内向，不知道说什么好，捂着自己的鼻子，脸正憋得通红。

看到我走过来，几个护士叫住我，让我也看看。等小张把手放下来，我凑近一看，哪里是什么鸿运当头，只见她鼻尖有些红肿，正冒着几颗痘痘，鼻翼两侧毛细血管也看得比较清楚，难怪鼻子那么红。我问她最近是不是总替人顶班，累出问题了，还是吃了什么辛辣的东西。她说自己刚来广州，有点儿吃不惯，最近跟朋友去吃了几次火锅。看来问题就出在这儿。

下班后，我叫小张来办公室，问了她一些情况。小张说自己最近食量很大，但消化不良，还经常大便干结，口干口臭。伸出舌头来看，舌质的确太红了，鼻子上的痘痘虽然还小，但已经红肿了，看来是胃火旺盛引起的痘痘。

从中医的角度来说，我们鼻子不同的位置代表了不同脏腑的反

射区。鼻梁是肝的反射区，鼻梁外侧是胆的反射区，鼻头是脾的反射区，鼻翼是胃的反射区。如果痘痘集中长在鼻头鼻翼处，可能是胃火大、消化系统异常的表现。

胃火大多是由于饮食不当导致，过食油腻辛辣食物、酗酒，会使脾胃积热生湿，导致大便干结、便秘，毒素排不出去，就会引起痘痘。这种胃火型的痘痘，经常出现在鼻子、嘴巴四周，甚至背部，治疗时一般以清热解毒、降胃火为主。

我推荐小张回去喝点牛蒡冬瓜排骨汤：取牛蒡1根，冬瓜100克，排骨300克，盐少许。排骨焯水，放入一锅开水中炖煮30分钟，加入切成滚刀块的牛蒡炖上20分钟，再放入冬瓜炖上15分钟即可。注意，牛蒡削皮后要立马放进淡盐水或醋水中浸泡，防止氧化变黑。这个汤有清热降火、润肠通便、养颜抗衰老的作用。

牛蒡外形看起来有点像山药，原产中国，在日本被称为"东洋参"，是营养和保健价值极高的蔬菜。现代研究发现，牛蒡含有蛋白质、脂肪、粗纤维、钙、铁、胡萝卜素、维生素C等多种营养成分，有清热解毒、消肿止痛的功效；其中含有的纤维成分能促进大肠蠕动，减少毒素、废物在体内积存，可利尿通便，防治肠胃病；牛蒡还具有较强的抗菌成分，对痤疮杆菌引起的痘痘有很好的疗效；此外，它还能清理血液垃圾，促进体内细胞的新陈代谢，延缓皮肤衰老，消除各种斑斑点点。

冬瓜性寒味甘，能清胃热、清肺热。《随息居饮食谱》对冬瓜的功效就有记载："清热，养胃生津，涤秽治烦，消痈行水，治胀满，泻痢霍乱，解鱼、酒等毒。亦治水肿，消暑湿。"现代研究也发现，冬瓜富含各种营养物质，具有美容降脂的作用，其中的粗纤维，能刺激肠道蠕动，使肠道里积存的毒素尽快排泄出去。

小张回去喝了几天牛蒡冬瓜汤后，胃火终于降下来，大便通畅了，痘痘也随即消失了。我提醒她，以后一定要少吃辛辣食物，刚来广州的外地人，都有一段时间不适应这儿的清淡口味，但过一段时间，就会觉得美味了。

所谓一方水土养一方人，广东人为什么吃得清淡，还要常常煲些凉茶，主要就是由于岭南地区气候炎热，水土也是偏湿热的，如果像她这样不忌口，还是像在家乡一样照吃辛辣的食物，痘痘迟早还会再次光临。

21．脸颊长痘人急躁，喝点枸杞女贞茶就会好

难题：脸颊长痘痘（肝肾阴虚型痘痘）

很老很老的老偏方：取女贞子、枸杞子各15克，菊花10克，每天煎水饮用。连喝1周，此后逐渐减少次数，坚持至痘痘消失为止。

有一次外出办事，天色已晚，就在附近一家小店里随便吃点东西。一个二十五六岁的女孩子端着快餐来到我旁边，微笑着问我可不可以坐下。落座之后，她开始找话题跟我聊起来。当时我觉得她这人挺热情的，但也稍稍有些奇怪。

聊着聊着，话题就转到了护肤保养。她对我的皮肤评头论足了一番后，递出了一张名片，上面写着某化妆品牌的美容顾问。她热情地向我推荐美容保养品，还极力邀请我周末去她们公司听讲座。我当即婉言拒绝了。

但是她并没有灰心，看来被人拒绝对她们来说是习以为常的。我看她的脸盖着厚厚的粉底，两侧的脸颊却凹凸不平，明显下面长满了痘痘，就故意问她，你们公司的护肤品这么神奇，难道不让自己员工用吗？你的皮肤可没什么说服力。她哑口无言了。

我很直白地问：你一定经常上火吧？口干皮肤干，常常便秘，晚上失眠，人也很容易急躁？她听了以后，很惊讶地问我怎么知道。我说我是医生，如果方便，可以告诉我她的情况，我可以提供一些帮助。她先是向我道谢，又说我刚才的推测都正确，要改善这些症状，应该注意些什么？有什么好用的药没有？

我看她皮肤偏黑，脸颊长痘，就告诉她，这主要是因为肝肾排毒不力造成的。颧骨以下靠外侧的脸颊，包括耳朵，都是肾在脸部对应的区域。而眉尾这一块，包括太阳穴这一小块区域，都对应肝脏。如果这两部分长痘，很可能是肝肾阴虚火旺。我建议她喝枸杞女贞茶促进肝肾排毒。取女贞子、枸杞子各15克，菊花10克，每天煎水饮用即可。

她有点不太相信，之前她用了那么多方法都没效果，这个方子真能祛痘？我笑着说，我可不是推销什么产品的，没必要骗她，而且这个方子，肯定比她那些祛痘产品管用。她那些祛痘产品就算管用，肯定也是不长效的，因为只要体内的毒素不清除干净，这些毒素就会源源不断地从皮肤里冒出来。

上述方子中的女贞子是补阴中药，其性平味甘，入肝、肾经，可滋补肝肾。女贞子又名贞木、冬青、蜡树，此木凌冬青翠，有贞守之操，因而得名。《本草纲目》记载："女贞子可补中，安五脏，养精神，除百病。久服使人肥健，轻身不老，强阴，健腰膝，明目。"现代药理研究发现，女贞子内含甘露醇、熊果酸、葡萄糖、脂肪油等，有利尿、保肝、强心的作用，临床上常用来治疗肾阴亏损、肝肾精血虚弱所致的月经不调，肝血耗损引起的视物不清等症。至于方中的枸杞子，它滋补肝肾、益精明目的功效众所周知，而菊花也可清肝明目、解毒消炎。这三味中药一起用，可促进肝肾排毒，从源头上消灭痘痘。

我告诉她，如果有低热、面红等阴虚火旺表现，还可多吃滋阴清热的食物，如银耳、梨、桑葚、葡萄、紫菜、菠菜、甲鱼、猪肝、茭白、乌骨鸡、鹌鹑蛋、鸭肉、海带等。

这时我饭也吃完了，临走时，我劝她别再化妆了，长痘还化妆，等于雪上加霜，让堵塞的毛孔更堵塞。我看她点的菜都是油炸辛辣食物，就叫她以后别再吃这些东西了，否则身体的毒素只会越积越多。还有她的黑眼圈，暴露了她晚睡，睡眠不足，这也是皮肤的大敌。

她叹了口气，说自己的任务总完不成，常常觉得心烦，总觉得很多事要急着做，晚上越来越睡不好。我建议她干脆换个工作，像她这样去推销产品，一是产品本身的质量没什么保证，二是现在的人警惕性越来越高，很难成交。做这种生意，本身就良心不安，再加上工作压力大，晚上怎么能睡得着呢？别小看情绪的力量，负面情绪多了，也会毁容的。她连连点头表示赞同。

22. 额头长痘是心火太旺，莲子百合大枣来降火

难题：额头长痘痘（心火旺盛型痘痘）

偏方：

①取莲子45克，百合干25克，大枣50克，大米100克。将莲子、百合干、大枣泡开洗净，大米淘净。锅中加入适量水煮开，将上述材料放入已煮开水的锅内，小火煮烂成粥即可。每天喝1碗，坚持1周，此后每周喝3～5次，1个月后可见效。

②取2～5克莲子心，每天晚上泡茶喝。

前面我们讲了几种痘痘的类型，下巴、鼻子、脸颊，它们都有各自对应的五脏，而且有寒热等不同的证型。在对治自己脸上的痘痘时，一是要细心地去辨别问题到底出在哪里，确定了以后再用对应的偏方去治；二是如果自己分辨不了，就不能贸然下手，避免越治越重。比如我们说痘痘在不同区域出现时，有自己对应的五脏，但还要历史地来看，以前是否常出现在同一个地方，强度是减弱了还是加重了，同时出现在几个地方又该怎样判断，等等，都需要用心去体会。实在搞不清时也好办，就是去找医生。

在人的面部，最上面的区域是额头部分。这个地方长痘的话，我们说它对应的是心脏。

额头爱长痘的人通常心理压力比较大，脾气也好不到哪里。从中医的角度说，额头长痘代表心火旺盛，可能是长期思虑过度、劳心伤神引起的。在人体的五脏当中，心是“君主之官”，也就是体

内的主宰，主管人体的神志和血脉功能，推动血液输送全身。如果总是想太多，多思多虑，肯定会耗伤心气，久而久之，就容易出现失眠、多梦、早醒等睡眠问题。另外，还有可能会造成气血运行不畅，引起心悸、胸闷、气短等症状。

额头是心脏管辖的一个属地，心属火，心火在夏天时特别容易旺盛成为火毒，导致新陈代谢缓慢，排毒不畅，脸发红发热，额头这个部位也会“沸腾”起来，于是痘痘就冒出来了。因此，治疗额头痘，关键是要泻心火。

去年夏天，老家那边有个亲戚来电，原来亲戚家的女儿那段时间长痘痘，位置就集中在额头，有些已经红肿化脓了。听说那孩子最近压力比较大，为了一年后的高考，她经常熬夜学习，心情很烦躁，也常常失眠。

我建议亲戚给女儿煮点莲子百合大枣粥喝，具体做法：取莲子45克，百合干25克，大枣50克，大米100克。将莲子、百合干、大枣泡开洗净，大米淘净。将上述材料放入已煮开水的锅内，小火煮烂成粥即成。

这个方子主要的功效就是清心火。百合润肺清心，安神定志，很适合常失眠的人食用。莲子养心安神，益肾固精。现代研究还发现，莲子中的钙、磷和钾含量非常丰富，有镇静神经、维持肌肉的伸缩性和心跳节律的作用；其中的磷是细胞核蛋白的主要成分，可帮助机体进行蛋白质、脂肪、糖类代谢，并维持酸碱平衡。大枣补脾益中，它所含的环磷酸腺苷是人体能量代谢的必需物质，可扩张血管，增加心肌收缩力，改善心肌营养，临床上对预防心血管疾病有良好的作用。

煮莲子百合大枣粥时，最好保留莲子心。莲子心一向被认为是最好的化解心脏热毒的食物，它味苦，可以发散心火，虽然有寒性，但不会损伤人体的阳气。药理研究证实，莲子心含莲心碱等物质，有显著的强心作用，能扩张外周血管，降低血压；莲子心还有很好的祛心火的功效，用来治疗口舌生疮，心火亢盛引起的烦躁不安、失眠及痘痘都有很好的疗效。莲子心不一定用来煮粥，也可以拿来泡茶喝，2～5克的量就够了，简单又方便。

我嘱咐亲戚，让孩子注意劳逸结合、适当休息，不要思虑过度，要学会放松心情、舒缓压力，养成早睡早起的习惯，保证睡眠时间，提高睡眠质量，并多喝水。亲戚家的女儿按我说的去做，连服了3天莲子百合大枣粥当早餐，晚上喝点莲子心茶，症状就明显缓解了，人不烦躁，睡得也香了。此后她每隔几天喝一次，一个月后，她的额头痘就彻底治愈了。

23. 排便不畅易生痘痘，枇杷叶帮你祛热排毒

难题：脸上长丘疹，颧骨及颧骨下方外侧长出痘痘（肺热型痘痘）

很老很老的老偏方：取鲜枇杷叶1 000克，洗净去毛，加水0.8升，煎煮3小时后过滤去渣，再浓缩成膏，兑入适量蜂蜜混匀，贮存备用。每次吃10～15克，每天2次，连服3～5天可见效。

有一次，老同学来广州聚会，大家决定去公园烧烤。我对烧烤不太感兴趣，这些东西在医生眼里，实在是太不健康了。但为了见老同学一面，当然不好扫大家的兴，只好奉陪到底。同学老周带着年轻漂亮的妻子过去，羡慕死了男同学。烧烤完第二天，老周的妻子就觉得喉咙肿痛，她也没在意，买了瓶喷剂，边喷着喉咙边继续在广州玩了几天。

过了几天我去送他们，发现老周的妻子脸上冒出了好多痘痘，就问她怎么回事，她说是烧烤后出现的，可能是上火了。我看她的痘痘主要集中长在颧骨及颧骨下方外侧，而且她还有喉咙痛、咳嗽、大便干结的症状，因此断定她的痘痘是肺热引起的。肺脏向来不喜欢燥气，在燥的情况下，很容易积累毒素。烧烤的食物燥热，容易导致肺火旺盛，另外，在烧烤的过程中吸入大量的烟灰，也会引起肺部毒素剧增。

肺热引起的粉刺，表现为脸部长丘疹，可挤出白粉色油状物，按照中医的理论，前额和鼻子都是肺的反射区，因此，这种皮疹多

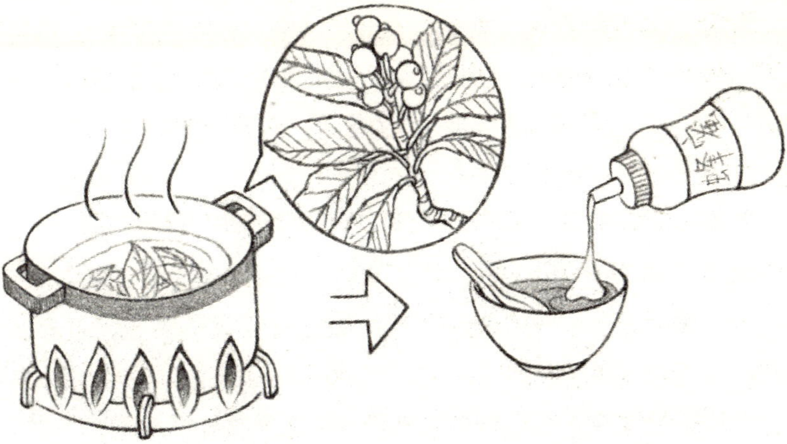

枇杷膏兑蜂蜜，有排毒祛痘的功效。

出现在鼻子周围及前额。不过有时候，肺热引起的痘痘也可能集中出现在其他地方，比如颧骨及其下方外侧部位。按照中医的理论，颧骨部位是大肠经经过的地方，而颧骨下方外侧也是大肠的反射区，那肺火旺盛，怎么会在这些部位长痘痘呢？

要理解这一点，首先要搞清楚大肠跟肺的关系。中医认为，“肺主皮毛，与大肠相表里”，肺脏和大肠是一套系统里的，它们的关系最密切，肺排出毒素的程度取决于大肠是否通畅。当上面肺脏火气旺盛，累积的毒素多时，下面肠道内也会有不正常淤积，就会出现大便干结、便秘的症状，毒素排不畅，就会顺着大肠经络上行到脸部，出现在大肠反射区部位。

也就是说，内部五脏是相互影响的，心与小肠、肺与大肠、脾与胃、肝与胆、肾与膀胱，都是紧密的搭档，哪个出问题，都会影响另一个。有的人脸上长满了痘痘，额头、鼻子、脸颊、下巴都布满了，根本不知道要调理哪个脏腑。其实很简单，这代表你的五脏六腑都需要排毒！只要分清是湿热还是寒湿引起的痘痘，找到痘痘的根源来调理，抓住清热解毒或驱寒化湿这两个重点就可以了。

像老周的妻子，我建议她先除肺火，再吃点促进大肠排毒的食物。除肺火的方法很多，比如喝点枇杷叶膏，制作方法是：取鲜枇杷叶1 000克，洗净去毛，加水0.8升，煎煮3小时后过滤去渣，再浓缩成膏，兑入适量蜂蜜混匀，贮存备用。每次吃10～15克，每日2次，连服3～5天可见效。

枇杷叶清肺止咳，适合于肺热咳嗽以及肺热引起的痤疮，其功效在《食疗本草》有记载："煮汁饮，主渴疾，治肺气热嗽及肺风疮，胸、面上疮。"现代研究发现，枇杷叶所含的苦杏仁苷有止咳作用，枇杷叶的水煎剂有祛痰和平喘作用，实验表明它还有抗菌作用。我提醒她注意，服药期间忌食辛辣刺激性食物及酒类。

此外，我还建议她吃点白萝卜，白萝卜是肺脏的排毒食品，还能帮助大肠排泄宿便。中医认为，白萝卜清热生津，凉血止血。现代药理研究发现，白萝卜中含有丰富的淀粉分解酶等消化酶，能够有效促进食物的消化和吸收，它含有的大量膳食纤维，可促进胃肠蠕动，有助于体内废物的排出。白萝卜怎么吃都可以，比如喝萝卜瘦肉汤或萝卜蜂蜜汁。注意，白萝卜寒凉，不能吃太多。

老周回去几天后，打电话回来说，他老婆按我的方法吃了三天，喉咙就不再痛了，大便也通畅了，痘痘没刚开始那么红肿发痛了。我嘱咐他可以让老婆先停服，枇杷叶、萝卜性味寒凉，不宜吃太多，可以换点其他清热润肺的食物食疗，比如吃点百合、蘑菇等。百合、蘑菇有很好的养肺滋阴的功效，百合能提高肺脏抗毒能力，蘑菇可以补肺气，还可以帮肺脏抗击毒素。

24. 嘴边长痘胃口差，快喝红枣小米粥

难题：嘴巴周围长痘痘（脾虚湿热型痘痘）

偏方：取小米100克，红枣50克，白糖适量。将小米、红枣洗干净用清水浸泡后，煮成稠粥，加入白糖即可。每天1小碗，7天后就能见效。

有一次，堂妹跟我说她的大学室友失恋了，之后脸上就开始长痘痘，而且集中长在嘴巴周围，特别显眼，都快两个月了，还是源源不断地冒出来。听说我是医生，她室友就托她问问我有什么解决的办法，好趁暑假这段时间回家调理一下。

堂妹还特地拍了一张她室友的素颜照给我，让我看看她室友的痘痘长什么样。从照片上看来，痘痘很小，但有白色脓点。我说光看照片不行，要知道她平时的生活习惯，包括性格情绪、饮食起居，这些都跟病情有关。堂妹说，她们是无话不谈的好朋友，这个室友所有的事情她都知道。她这个室友失恋没多久，当时痛苦得不得了，开始暴饮暴食了一段时间，之后就吃不下东西了，吃什么都没有胃口，还常常拉肚子。平时是个特别爱想事儿的人，多愁善感，爱写个日记什么的。这些痘痘，也是失恋之后长出来的。

我说既然这样，不要吃什么药，先吃点红枣小米粥：取红枣50克，小米100克，白糖适量。将红枣、小米洗干净用清水浸泡后，煮成稠粥，加入白糖即可。目前胃口不好，要先把这个调养好。

堂妹的室友得知了这个方子，回家后每天吃1小碗，胃口逐渐好了，也不再拉肚子。过了一个星期后，她发现自己的痘痘一点点

消失了。她继续喝这个粥，过了一个月，痘痘就基本痊愈了。开学后，堂妹见到室友，发现她唇色红润了，下巴干净了很多，只剩下淡淡的痘印。

堂妹见这个方子这么神奇，就介绍给其他长痘的朋友试试，结果却没什么效果。堂妹很疑惑，问我为什么同样的方法，用在不同的人身上，效果会差别这么大呢？

我告诉她，痘痘形成的原因有很多，她室友总是在嘴巴周围长痘，是脾胃虚热引起的。“脾开窍于口，其华在唇。”也就是说口唇是脾的反射区，口唇的情况与脾有关。如果脾的运化功能失常，食物不能及时消化吸收，毒素就会积累很多，嘴巴周围就会长痘痘。治疗时只要把脾胃调养好，痘痘自然会消失。

红枣小米粥主要是用来补脾的，对消化不良、脾胃不和特别有疗效。

红枣富含丰富的蛋白质、脂肪、糖分、胡萝卜素、维生素B、C、P及磷、钙、铁等，具有健脾胃的作用。

小米又称粟米，古称粟，又叫粱，属于中国古代的“五谷”之一；它味甘、咸，性凉，入脾、胃、肾经，有健脾消食、除热解毒的作用；小米熬粥营养价值丰富，它含有的蛋白质量比大米高，脂肪、碳水化合物也都不低于稻、麦；小米的维生素B_1含量位居所有粮食之首，比大米还高几倍；另外，小米中钙、维生素A、维生素D、维生素C和维生素B_{12}含量也很高。小米因富含维生素B_1、B_{12}等，对消化不良及口角生疮特别有疗效，常吃还有减轻皱纹、色斑、色素沉着的作用。

红枣和小米搭配在一起，有健脾、补血的功效。脾胃好了，毒素顺利排出体外，痘痘自然就消除了。

堂妹听了我的解释后，总算明白了。我提醒她，以后别乱给别人推荐偏方，一定要对症下药，否则是害了人家。口唇周围长痘的原因也有很多，月经期间内分泌紊乱，或生殖系统（子宫、卵巢）

出了什么问题，患有妇科炎症，也会在嘴巴周围冒出痘痘。至于嘴巴和鼻子之间的部位，是生殖系统和泌尿系统的反射区，如果一个人膀胱有炎症，有尿频、尿急、尿黄的症状，也会在鼻子下的人中部位长痘。治疗时，一定要找到问题的根本，再进行治疗，有热清热，有湿祛湿，有寒驱寒，痘痘自然会消退。

25. 拒绝“草莓鼻”，牛奶加盐巧妙去黑头

难题：黑头粉刺

偏方：用4～5滴牛奶兑盐，在盐半溶解状态下开始按摩黑头部位，按摩时动作一定要非常轻柔，半分钟后用清水洗净。每周1次。

有些人总搞不清痤疮、粉刺、痘痘之间的关系，其实在医生的眼里都是一回事，粉刺就是痘痘，也叫青春痘，专业名称叫痤疮，中医别名叫肺风粉刺或粉刺。那么黑头粉刺和白头粉刺又是怎么回事呢？粉刺有开口和不开口两种，当皮脂分泌过盛，堵塞在毛孔里，表面没有开口，就会在皮肤表面形成所谓的白头粉刺（也就是闭合性粉刺）；若粉刺表面有开口，皮脂接触到空气被氧化，再加上脏东西污染变成黑色，就是所谓的黑头了。至于医生在病历上提到的“丘疹、结节、脓疱、囊肿”什么的，其实是对粉刺不同表现的一种描述，属于比较专业的范畴了。当被阻塞的毛囊囤积油脂，再加上细菌的感染，便开始发炎，出现红肿，专业上就叫做丘疹或者结节。这时候，专门打击细菌的白细胞“自卫队”就会攻击细菌，使毛孔里的堆积物软化，形成我们看到的脓疱。有时候皮肤表面不发炎，但堵塞的皮脂腺在皮肤下面越来越大，形成比较大的囊肿，就可能需要手术解决了。

有一天我去上班，刚走到小区门口时，遇到了邻居张大妈的女儿，我看她鼻子红红的，样子挺滑稽的，就问她怎么回事。她说最近鼻子的黑头严重，总是被人笑称“草莓鼻”，昨晚她忍不住去买

了撕拉面膜去黑头，结果把鼻子弄得红红的。我劝她最好不要用那些去黑头的产品，毛孔一旦被撑大，就很难再收敛了。我倒有个方法，用盐加牛奶去黑头，效果就不错，而且比较温和，不会伤害毛孔。最好用干净的食盐，可以在刚开封时用小瓶单独装起来。每次用4～5滴牛奶兑盐，在盐半溶解状态下开始按摩黑头部位。

我提醒她，由于盐还没完全溶解，仍有颗粒，按摩时动作一定要非常轻柔。半分钟后用清水洗去，不能太久。洗完之后，也不要涂太厚重的霜，皮肤会重新分泌干净的油脂保护自己。

这个方子确实有去黑头的效果，我年轻时也长过黑头，那时候我可没钱去买护肤品，就是用这个土方法去黑头的。其中的奥妙嘛，我也是学医后才知道。盐有杀菌、保鲜、防腐的作用，用来清洗伤口可以防止感染，撒在食物上面可以短期保鲜，用来腌制食物还能防质变。盐还是一种天然护肤品，用盐调水按摩皮肤，能清除皮肤表面的角质和污垢，促进全身皮肤新陈代谢，使皮肤富有亮泽。至于牛奶，它具有润滑肌肤的作用，可以防止盐的摩擦力伤害皮肤，同时它富含各种营养成分，可透过毛孔被肌肤吸收。

当时我看她的鼻子还比较红，就劝她下周再使用我的方法，马上就用的话，会刺激皮肤。另外，我还叫她一定要注意内调，因为上述方子效果是短暂的，如果不从内部根治，黑头还是会重新冒出来。从中医的角度说，鼻子长黑头，主要是肺热或胃火旺盛引起的，我建议她回去吃点清热的食物，比如多吃枇杷、梨子、白萝卜、木耳、海带等。她听了我的建议，回去按我说的做，过了一个月后，我发现她鼻头不再出油，毛孔也细小了很多，她说用了我的方法后，再也没被“草莓鼻”困扰。

26. 化妆品过敏起皮疹，大白菜帮大忙

难题：使用化妆品后皮肤泛红起疹、发热发痒

很老很老的老偏方：用大白菜捣烂敷患处，干痒难受时，可在脸上涂上薄薄的山茶油。每天1～2次，坚持1周可见效。

注意：皮肤过敏期间尽量不用化妆品，少用护肤品。

吴女士有一次买了某品牌的面霜，用了之后，皮肤泛红长疹子，她只好大老远地跑去退货，售货员说那是皮肤在排毒。吴女士还真信了，打消了退货的念头。但过了几天，皮肤还没好，甚至长出脓疱，痒得难受，她也顾不上退货了，赶紧上医院来求助。

见到我时，吴女士还半信半疑地问，是不是自己毒素太多，皮肤排不完？我当即笑了。我告诉她，她被忽悠了，那不是皮肤在排毒，是化妆品接触性皮炎！

我们体内的毒素是透过肝脏、肾脏、淋巴系统、汗腺系统排出人体的，这一系列复杂的由内而外的综合过程，只有人体这些精密的器官才能完成，绝不是普通的护肤品能做到的，目前医学界也根本不认同化妆品的肌肤排毒论。

吴女士脸上的皮疹，显然是化妆品引起的皮肤过敏，这种化妆品接触性皮炎并不难对付，只要及时停用引起皮肤过敏的产品，对症抗过敏消炎就可以了。对早期因此引起的皮肤发红发痒症状，我还有一个非常简便的好办法，就是用大白菜捣烂敷患处，对消炎止

痒有疗效。

大白菜有“菜中之王”的美名，大白菜中含有丰富的维生素C、维生素E和矿物质，多吃大白菜，可以起到很好的护肤和养颜效果。大白菜叶还有凉血、杀菌、消炎的作用，不管是外敷白菜叶还是内服，都能起到美白皮肤、补水保湿的功效，对于内火湿热或肝脾不和引起的痤疮、皮疹等也有很好的辅助疗效。

土耳其人也有用大白菜叶敷脸美容的传统偏方，方法是将白菜叶摊平，用玻璃瓶反复碾压，直到菜叶呈现网糊状，然后将叶片覆盖在脸部，可每10分钟更换1片白菜叶，每天更换3～5片。这个方法坚持2天以上，脸上的痤疮、皮疹症状就能有所减退。

其实皮肤炎症期间，最好不用任何化妆品，越简单越好。千万不要用香皂或过烫的水洗脸，可以用温水洗，洗完也最好不涂任何护肤品，如果皮肤干痒难受，可以涂点薄薄的山茶油。山茶油从茶油树的果籽中提取而得，是我国特有的木本油脂，其脂肪酸组成与世界上公认的最好的植物油脂——橄榄油相似，被称为“东方橄榄油”。李时珍在《本草纲目》中就记载：“茶油性偏凉，凉血止血，清热解毒。”

现代研究发现，山茶油对常见的微生物具有很好的抑制效果，能有效防止皮肤感染，具有消炎镇痛的作用；山茶油还含有维生素E和抗氧化成分，能提供人体皮肤所需的营养，增强细胞的抗氧化能力，有利于糜烂面的修复，防止皮肤损伤和衰老；另外，山茶油的成分与人体皮肤的成分极其类似，相容性好，无刺激性和过敏性，临床上，婴儿面部湿疹、尿布疹，我也是建议家长给孩子用山茶油的。

吴女士用了我的方法后，过了一段时间，皮疹就好了。这下吴女士好了伤疤忘了疼，又热衷于购买护肤品了，什么保湿、防晒、祛疤、美白，无不心动。不过这一次她聪明了，在购买前还专门打电话问我的意见。我除了嘱咐她别用来路不明的水货，注意产品的生产日期、气味外，还特意叫她关注护肤品的成分。她的皮肤过敏虽然好转了，但受过一次伤的皮肤还处于脆弱状态，不能再受太多有毒物质的破坏，也不能受太强烈的刺激，像酒精、果酸、A酸等，对皮肤就有刺激性。就算过敏皮肤好转，也要尽量少用。

此外，还要奉行精简原则。太多案例证明，很多产品单独使用没事，堆叠使用就出问题了。就像有些体弱的人平时粗茶淡饭，身体没毛病，一吃大餐就补出问题一样。一般一瓶护肤品含有十几二十种成分，如果“化妆水+精华液+眼霜+乳液+滋养霜+隔离霜”全套保养下来，那不得了！上百种成分堆在一起，光防腐剂就多了不少，皮肤怎么消受得起！所以，处于敏感高危期的皮肤最好遵从精简原则，如果非要用全套保养，也最好用同一系列的产品，这样可有效防止皮肤敏感的噩梦再次降临。

27．痘疤、痘印消不去，用埃及皇后的美容法

难题：痘印、痘疤

很老很老的老偏方：将新鲜的芦荟叶洗净擦干，撕掉表皮，轻轻地将芦荟叶汁均匀涂在患处，每隔1小时涂抹1次。连用3～7天，此后可减少次数，2周后可见效。

注意：用之前先做皮肤测敏。

实习护士小菲刚来我们医院的那段时间，脸上的痘痘刚褪下去不久，长过痘的地方留下深浅不一、黑黑红红的痕迹，皮肤看起来也很暗沉。

有一天下班后，她从办公室门外探头进来，问我有没有空，看我点头，就进来了。小菲说自己的痘痘褪下去有段时间了，可留下的印子一直还在，问我有什么外用药可以祛痘疤。我告诉她，这些黑色的痘疤其实过段时间会自行消失，用不着担心。反而是那些号称祛痘印的药，却要小心使用。

看到小菲还是放不下心，我就叫她试试用芦荟叶汁。相比药膏一类的东西，芦荟更安全。方法就是：将新鲜的芦荟叶洗净擦干，撕掉表皮，轻轻地将芦荟叶汁均匀涂在患处，每隔1小时涂抹1次。

现在很多祛痘的护肤品都含有芦荟成分，比如芦荟胶，相信很多女性都用过。不过最好还是用新鲜的芦荟，不仅功效好，而且不用担心含有添加剂。芦荟是独尾草科多年生草本植物，芦荟叶汁可入药，其性寒味苦，食用具有清热、止咳、通便的效果，外敷可抗

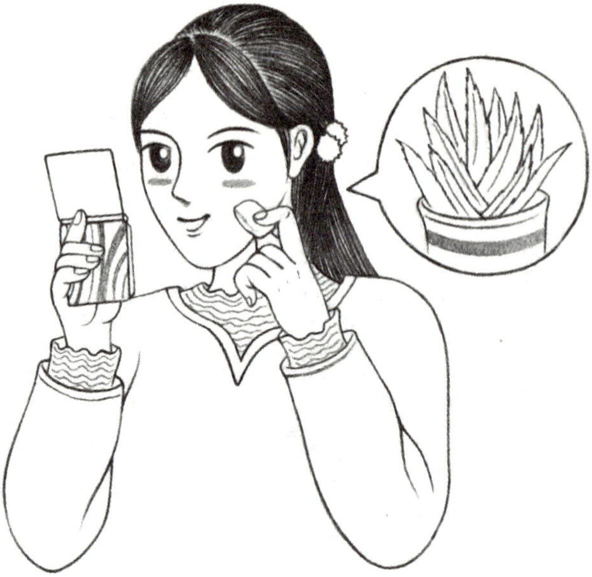

消除痘疤、痘印，芦荟叶汁有很不错的效果。

菌、修复组织损伤，对皮肤有保护作用。

芦荟原产于地中海、非洲，在三千年前的古埃及治疗书中就有关于芦荟的使用记载。据说，早在公元前14世纪，埃及皇后尼菲提就用芦荟来美容，她那细嫩的皮肤有芦荟的功劳。中国古代也有芦荟作为美容品的记载，内服外用的方法很多。据说在20世纪80年代末也曾兴起了芦荟美容热，被用于营养霜、防晒霜、洗面奶、面膜、香波等，深受女性欢迎。这股风到现在也没刮完，这跟芦荟本身的魅力还是有关的。

现代研究发现，芦荟具有免疫和再生作用，其含有的芦荟素A、创伤激素和甘露聚糖肽等具有抗病毒感染、促进伤口愈合复原的作用，能消炎杀菌、清热消肿、软化皮肤、保持细胞活力，因此，它是一种治疗外伤不留伤痕的佳品，常用来治疗痤疮、防蚊虫叮咬等，还可以淡化痘印、痘疤。芦荟还富含多种氨基酸、单糖、多糖、维生素和矿物质，可直接被皮肤吸收，起到分解黑色素、美白皮肤的作用。

不过，芦荟外用不是人人都适合，有些人用了也可能导致过敏反应，为了安全起见，去掉芦荟叶上下表皮后，可以用水稍微冲洗一下凝胶，半分钟即可，这样做的目的是去掉凝胶表层对皮肤有刺激作用的大黄素。第一次使用芦荟外敷时，最好先将新鲜芦荟叶汁在上肢前臂内侧皮肤上涂擦，20分钟后，如果局部没有红肿、瘙痒、水疱及其他不适，就可放心使用啦！

另外，我还建议她多吃含维生素C的食物，有助于消除黑色素。小菲回去后试用了我的方法，痘疤不久就淡化了。

最后强调一点，如果痘痘还在长，最好暂时别用，避免刺激，所有治疗痘疤的方法，都比不上从源头“抗痘”来得有效，等痘痘不生长时，再使用上述方法，才有治疗的效果。

第四章

祛斑老偏方，
让你的脸像剥了壳的鸡蛋，永无瑕疵

斑斑点点不见了，肌肤宛如新生。

色斑虽然长在脸上，却也长在女人的心里。再小的斑点，都会成为女人心中挥之不去的阴影。在所有的护肤难题中，祛斑可能是最让女性朋友苦恼的了，一方面是因为斑点的颜色和密集程度使它不容易被遮盖，另一方面，是现有的祛斑方法和技术并不能有效地根除色斑，而且存在一定的风险性。

想要安全、有效地根除色斑，只有通过调理身体来实现，这是因为色斑的形成原因，大多和人的体质有关。在没有任何先进技术的古代，女人们就是通过内调外养的方式来实现祛斑美白效果的，这些在《红楼梦》《本草纲目》中都有体现。本章中也精选了一些祛斑老偏方，这些偏方在临床上验证过多次，保证安全、有效，接下来就让我给您慢慢介绍吧！

28. 三种豆子做豆浆，面部色斑扫光光

难题：内热、排毒不畅引起的色素斑

偏方：取赤豆、绿豆、黄豆各100克，白糖适量。将赤豆、绿豆、黄豆洗净浸泡至涨后，用豆浆机做成豆浆，加入白糖调味即可。每周服用2～3次，半年后见效。

在常见的皮肤问题中，长斑是最让人头疼的。皮肤干燥缺水，或者肤色显得黑，简单护理一下就不会太碍眼，长斑的话，如果不精心化妆一下，还真遮不住。每天对着镜子，看着心里都烦。

两年前，有位30岁的女患者来找我看病，就是因为脸上长了不少斑点。之前她还专门去过美容院祛斑，起初有效，但后来斑点又长了出来，还越发密集了，看上去很显眼。一般人认为结婚生孩子后才容易长斑，可是这位女患者根本还没结婚，就因为脸上的斑点，她甚至被怀疑私生活不检点，做过人流什么的，连恋爱都没勇气谈了。

我安慰她别太担心，也别管别人怎么说，长斑跟结婚、流产根本没有直接的关联，这么说的人都是没有常识的。

据世界皮肤医学研究报告分析，色斑形成的主要原因，一是遗传因素，这种斑常见有雀斑；二是内分泌失调，使体内激素中所含的斑点基质色素增加，超出一般常人，常见的有黄褐斑、妊娠斑；三是新陈代谢缓慢，皮肤代谢速度赶不上色素沉积速度，累积下来，就生成了深色斑点，如老年斑。长斑还与疾病有关系，尤其是妇科病，如乳腺增生、痛经、月经不调等，治疗这种斑的根本途

径是治好疾病本身。此外，营养不良、长期曝晒、不规律的生活作息、不良情绪等都会使皮肤产生色斑。

治疗色斑一直是个难题，虽然现在有激光祛斑、光子嫩肤等先进技术，但它的疗效往往是暂时的，而且不一定安全。比如目前最流行的光子嫩肤技术，其实对皮肤伤害不小，且容易反弹。要知道，色斑分为活性斑和定性斑，定性斑比较稳定，祛除后一般不用担心再长出来，但活性斑是不稳定的，容易受多种因素影响而变化，就算除掉了，很有可能再长出来。对于活性斑，要想根治还得查出具体的原因，从源头上消灭色斑。

经过一番询问检查，这位女患者的身体基本正常，但有便秘、上火的小毛病。中医认为，色斑多因肝肾不足或肝郁脾虚而生。患者脸色灰暗，脸上既有黄褐斑又有雀斑，跟脏腑功能失调有关，治疗时应以疏肝健脾、补肝肾为主。我建议她服用“三豆消斑饮”：取赤豆、绿豆、黄豆各100克，白糖适量。将赤豆、绿豆、黄豆洗净浸泡至涨后，加适量水放入豆浆机中，做成豆浆，再加入白糖调味即可。

《黄帝内经·素问》有载：“五谷宜为养，失豆则不良。”意思是说五谷是有营养的，但不吃豆子营养就会不平衡。现代营养学也证明，多食用豆类食品，可以减少脂肪含量，增强免疫力，降低患病风险。这个“三豆消斑饮”可滋五脏润六腑，尤其适用于治疗黄褐斑、雀斑。

赤豆又名饭赤豆，《本经》中称为赤小豆。赤豆性平，归心、小肠经，可利水消肿，解毒排脓。绿豆味甘性凉，可清热解毒。黄豆性平，归脾、胃、大肠经，能助消化、通便、祛肝火，改善肝脏的代谢。豆类营养丰富，赤豆富含维生素E及钾、镁、磷、锌、硒等活性成分，绿豆含丰富的维生素A、维生素B、维生素C，黄豆含有丰富的蛋白质、脂肪、卵磷脂及多种维生素。这个方子稍微偏寒凉，适合于经常便秘、火旺、脸色暗沉发黑的女性。

除了服用上述方子，我嘱咐她平常一定要多摄入富含维生素C的食物，如柑橘类水果、鲜枣、猕猴桃、西红柿、山楂、新鲜绿叶菜等，可使色素减退，对防治色斑大有益处。这是因为，维生素C是抗氧化剂，能抑制皮肤内多巴醌的氧化作用，使皮肤内的色素变浅，抑制黑色素的形成。

她回去之后认真调理饮食，注意营养搭配，并坚持服用了半个月，再来复诊时，脸上的斑点有所淡化。此后她每周坚持服用2～3次，半年后，她脸上的斑点基本上消除了。

29. 雀斑满面遮不住，《红楼梦》里有妙方

难题：雀斑

很老很老的老偏方：取丝瓜2条，玫瑰花、菊花、白茯苓各15克，红枣10颗，瘦肉300克。先将丝瓜削去硬皮、切成块，其他材料用水浸洗。然后将瘦肉、红枣、白茯苓、丝瓜加水煮约1小时，最后加入玫瑰花、菊花及调味品，煮一会儿即成。每周服用3次。

雀斑为什么叫雀斑呢？因为它的色泽和麻雀的卵相似，古语有说“面部状若芝麻散在，如雀卵之色”，这就是雀斑的名称由来。当然，还有更难听的什么“蝇子屎”“蛇蚤斑”，都是雀斑的民间叫法。中国人在起名这方面很有讲究，从这些称呼上其实也可以看出，这不是让人喜欢的东西。

有的女孩子年纪很小就长了雀斑，呈点状或圆形、卵圆形，或呈不规则的形态，分布在脸颊、手部与肩部。这种雀斑基本上与遗传有关，日晒后颜色会加深。

在祛斑治疗上，大多数女性都只单纯求“快速”，市场上的祛斑产品琳琅满目，真正安全有效的产品又有多少呢？治疗雀斑的外用制剂在市面上有售，不少祛斑霜都含有氢醌、维A酸、果酸、白降汞或其他低浓度腐蚀剂，用起来是有效果，但这种以剥脱色斑为主的手段治标不治本，太容易复发。伪劣的祛斑产品往往含有较高浓度的汞或酸物质，长期使用可能会损害皮肤，引起疾病。

我认识的一个女孩子，对脸上的雀斑非常在意，为了消除雀

斑，她买了大量的祛斑产品，花了不少钱，雀斑偶尔会变淡一些，但不久又恢复原样，并没有离开她。像她这样错误治疗雀斑的女孩子大有人在，这是因为她们不知道雀斑产生的具体原因是什么。目前，现代医学也没有明确的定论，研究的方向大多停留在皮肤的黑色素、酶这些层面。

中医虽然没有明确指出长斑的皮肤产生什么病理变化，但对于病根，早就有了认识，这对于根治雀斑无疑是重大贡献。《外科正宗》记载："雀斑，乃肾水不能荣华于上，火滞结而为斑。"中医认为，雀斑多因肾水不足或肺经风热所致。肾水不足，虚火上蕴，会造成气滞郁结。而风邪入侵，肝肾阴虚，以致阳热亢盛于上，肺经风热，滋润不了皮肤，就引发了雀斑。

也就是说，肝肾阴虚、气血瘀滞是形成雀斑的主要原因之一。女性之所以长雀斑，原因就是遗传或后天形成了阴虚火旺的体质，若没及时调整过来，年纪轻轻就已经是满脸雀斑了。雀斑一般冬轻夏重，原因一方面与夏天阳光充足有关，另一方面，夏天比冬天更容易"上火"，两方面的因素都使黑色素分泌得更多。

治疗雀斑的民间偏方有很多，外敷的方法也不少，但是如果你不从根本上改变体质，是很难彻底根除雀斑的。像那个女孩子，就是肺火旺、肾阴虚的体质，口干口渴、大便干结的情况经常有。我了解她的病情后，建议她夏天可多吃凉血养阴、通经活络的食物，比如丝瓜这种常见的瓜菜。

丝瓜消斑美白，《红楼梦》里就有记载："江南有草本非栽，隐隐水边飘香来；二十四桥丝瓜露，成就金陵十二钗。"这里所说的丝瓜露就是丝瓜水。用丝瓜水擦脸，具有抗皱消炎、预防黑色素沉着的功效。这是因为丝瓜含有丰富的营养，比如糖类、植物黏液、维生素、矿物质及天然保湿因子，这种保湿成分不黏腻，可有效舒缓绷紧干燥的肌肤，维持皮肤角质层正常含水量，保持肌肤水嫩细腻；丝瓜水可调节面部皮脂分泌，非常适合油性肌肤；此外，它还

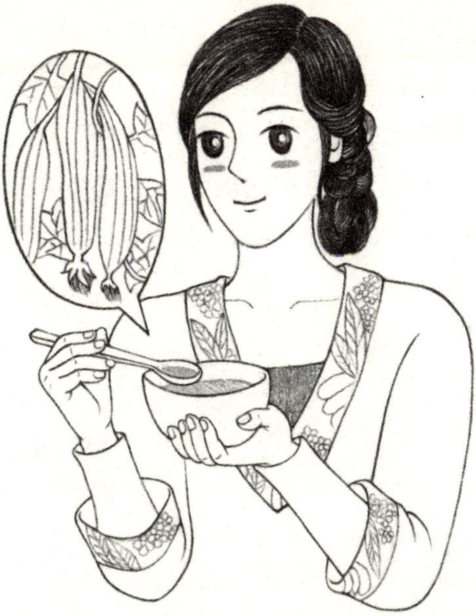

常喝丝瓜汤，能补气养血，美容祛斑。

可促进皮肤新陈代谢，柔和吸附老废角质，抑制黑色素细胞生成，淡化雀斑。

丝瓜内服效果更佳，这里向大家推荐一款养颜靓汤——丝瓜美颜祛斑汤。具体方法：取丝瓜2条，玫瑰花、菊花、白茯苓各15克，红枣10颗，瘦肉300克。先将丝瓜削去硬皮、切成块，其他材料用水浸洗。然后将瘦肉、红枣、白茯苓、丝瓜加水煮约1小时，最后加入玫瑰花、菊花及调味品，煮一会儿即成。每周服用3次，可补气养血、美容祛斑。

丝瓜清香脆甜，是夏日清热泻火的佳菜，特别是嫩丝瓜，口感、食疗效果更好。丝瓜性寒凉，有活血通络、清热润肤、祛风化痰、凉血解毒、行气化瘀等作用，可用来治疗咳嗽、肺病、风热感冒。玫瑰可行气活血，红枣补血美颜，菊花清肝明目，白茯苓利水渗湿，药性平和，用于水肿、小便不利，可加速疗效。当然，如果只是单纯阴虚火旺而致大便干结、口干舌燥，可以去除其他材料，单喝丝瓜瘦肉汤效果更好。需要注意的是，丝瓜多食会引起滑肠腹泻，体质虚弱、脾胃虚寒、消化不良的人应少吃为妙。

这个女孩子用我的偏方治疗了一段时间，半年后，雀斑真的淡化了一大半！当然，要想彻底根除，还需要综合各种因素进行食疗，不能盲目单用一个偏方，祛斑是一项系统工程，要坚持，更要科学。

30. 脸色发黄易长斑，贵妃的荔枝祛斑法帮大忙

难题：雀斑、黄褐斑

很老很老的老偏方：取鲜荔枝肉8颗（去核），粳米适量，同放锅中，加适量清水，急火煮开3分钟，改文火煮30分钟即可。也可直接食用新鲜荔枝，每天1次，每次不超过10颗，每周不超过3次。

“一骑红尘妃子笑，无人知是荔枝来。”杨贵妃爱吃荔枝是出了名的，皇帝为了讨好她，差人从数千里之外运荔枝到宫中。不知道有多少差官累死累活，有多少驿马倒毙在路上，才换来了新鲜不变味的荔枝，博得红颜一笑。

杨贵妃为什么那么爱吃荔枝呢？也许只是因为喜欢那个味道，既然有那个条件，多累死几匹马有什么关系。但从后人来看，总免不了要过分解读一下。

荔枝有“果王”的美称，是美容佳品，富含各种营养成分，可排毒养颜。在中医古书《开宝本草》中就有记载，荔枝有“益人颜色”的功效。我有个朋友老家在广东增城，出产荔枝，她说她从小就爱吃荔枝，每年夏天，荔枝是必备的水果。她的皮肤很不错，皮肤白皙水嫩，从来没有什么斑斑点点。她家乡人都知道，荔枝可以美容祛斑。她说之前有个大学同学脸上长雀斑，她每年夏天都会从家乡带鲜荔枝给她吃，还推荐她喝荔枝粥、吃荔枝干，结果同学的雀斑真的淡化了不少。

荔枝粥的做法很简单，取鲜荔枝肉8颗（去核），粳米适量，同

放锅中，加适量清水，急火煮开3分钟，改文火煮30分钟即可。

不过我们都知道，“一颗荔枝三把火”，不是随便什么人都可以靠吃荔枝祛斑的。我们前面讲过，雀斑、黄褐斑跟肝肾不足、气血瘀滞直接相关。除了肝肾阴虚导致火旺，肾阳虚、脾虚的人也同样容易长斑，而且脸色发黄，有气无力。肝肾不足，说到底是气虚、血虚。荔枝生津和胃、温补脾肾，可补益气血、丰肌泽肤。《随身居饮食谱》记载：“荔枝甘温而香，通神益智，填精充液，辟臭止痛，滋心营，养肝血，果中美品，鲜者尤佳。”如果有失眠健忘、肾阳虚的症状，可以取荔枝干10枚，五味子10克，金樱子15克，用水煎服，每日一剂。这个方子适合那些由肾虚引起的色斑。

现代研究发现，荔枝可改善人的消化功能和机体的贫血状况，促进人体血液循环，改善性功能，增强免疫力。此外，它还能加速毒素排除，促进细胞生成，使皮肤细嫩。荔枝营养丰富，含蛋白质、果胶、苹果酸、柠檬酸、游离氨基酸、果糖、葡萄糖、胡萝卜素、粗纤维，且富含维生素B_1、维生素C及铁、钙、磷等成分，适量吃可促进微细血管的血液循环，防止雀斑的肆意萌生，同时能让皮肤光滑、面色红润，很适合体瘦肤黑的女性。

荔枝是补血、壮阳之物，普通人多吃易上火，直接食用新鲜荔枝每次最好不超过10颗，一周不超过3次。阴虚火旺、湿热内盛的人，最好少吃荔枝。杨贵妃嗜吃荔枝，每次当然不会只吃几颗那么克制，吃多了免不了上火，据古书记载，杨贵妃“至夏苦热，常有肺渴”，而且很爱出汗，这很可能是吃太多温补食物导致阴虚火旺了。

民间常用盐水泡荔枝，认为可以祛火，这样一来，任何体质都可以吃啦！广东本地人则会用荔枝壳煲水喝，同样下火。如果是火旺体质，人又在北方，也可以喝荔枝海带汤。具体方法：荔枝干7枚，海带30克。将荔枝干去外壳，海带水发后洗净切片。放荔枝干、海带片进锅，加适量清水，煮沸后用小火炖至海带软烂，加入少许黄酒，烧沸后即可。此方适合火旺体质的人，多吃可美肤祛斑。

31. 内分泌失调长黄褐斑，多吃枸杞酒酿蛋

难题：黄褐斑

很老很老的老偏方：

①先将200克酒酿煮开，然后依次加入5克枸杞子、适量冰糖和50克搅拌均匀的鹌鹑蛋蛋液，最后大火煮开即可。每周喝几碗，坚持半年可见效。

②白茯苓适量，研成粉末，用蜂蜜调和后敷面，15分钟后洗净。每周1次。

女人脸上长斑，还有个特点，就是肤色越白皙，好像就越容易长。有些人说，这是因为白皮肤比较薄，防护力较差。其实对于紫外线来说，皮肤的防护力差别并不大，肤色不管是黑还是白，都会有色素沉着的问题，这是皮肤自己的正常功能。最靠谱的原因，就是肤色白的人，色素沉着后更显眼，让人觉得这样的皮肤更容易长斑、长痣。

有一次，一位多年不见的老朋友来广州出差，顺便来探望我。这老朋友曾是我们中学时代的班花，那时候的她皮肤白净、五官精致，加上聪明伶俐和成绩优秀，全班的男生都为她倾倒。没想到多年不见，岁月不饶人，如今她的脸长满了黄褐斑，看上去老了好几岁。

见到老朋友，我自然高兴，同时我又担心起来，这丫头这些年来过得还好吧？当我们聊到她脸上的斑时，好强的她很平静地说，晒出来的呗！其实，哪有那么简单呢？

黄褐斑属中医黧黑斑，是一种在脸上局部出现褐色色素沉着的

皮肤病，常对称分布在脸上的颧部、颊部。这种斑与雀斑不同，是一种后天斑，常常光顾中年女性。中医认为，黄褐斑的形成主要是由于肝、脾、肾三脏功能失调，气血不能上荣于面造成的。按照现代医学的理论，黄褐斑形成的主要原因跟内分泌失调有关。具体原因是多方面的，比如酸碱失调、体质偏酸，或营养不良、缺乏维生素，导致新陈代谢缓慢，引起色素沉着，形成斑点。因此，一些有妇科疾病，做了子宫切除、卵巢切除手术的人，有慢性肝病、肾脏疾病的人，都容易长斑。日晒确实会引发或加重黄褐斑，但黄褐斑不完全是晒出来的，根本原因还是身体内部失调。

听我分析出原因，她才缓缓地说出了这些年来发生在她身上的事情。她说自己是个事业心很强的女人，结婚了也不愿生孩子，怕影响工作。为了工作，她甚至打掉了第一个孩子。自此之后，跟婆婆的关系就处不好了，月经也越来越乱，脸上慢慢长斑了。等她再想要孩子，就很难怀上了。多年来她一直在不同的医院奔走，身心疲惫，脸上的斑也更严重了。

我听她说了这番话，也为她感到惋惜。堕胎其实是一件很残忍的事情，医生用仪器将子宫里的胚胎绞碎，一个生命就这样被人为地断送了。我学医时曾看过人工流产手术实拍的片段，手术用的抽吸器，会先将即将成形的婴儿一片片肢解，然后逐块吸走。当时我们一起观摩的几个同学，都有点儿受不了。据报道，越来越多的医生因为做堕胎手术，心理都受到极大的影响，甚至需要接受心理辅导和治疗，可见这个过程对人的冲击力有多大。

很多女性对堕胎不以为意，其实无论是人工流产，还是药物流产，在杀害胎儿的同时，也等于在残害自己。堕胎对生殖系统是有损害的，女人的美丽与生殖系统的健康息息相关，一旦那里出了问题，影响是很深远的。看看我这朋友满脸的斑，算是身体对她的小小惩罚。

她说自己很后悔，现在丈夫也嫌她难看，问我有什么方法可以治这个黄褐斑。我告诉她，食疗养气血是最好的祛斑方法，虽然效果缓慢，但坚持下来，疗效是比较巩固的。我建议她多吃枸杞酒酿鹌鹑蛋。先将200克酒酿煮开，然后依次加入5克枸杞子、适量冰糖和50克搅拌均匀的鹌鹑蛋蛋液，最后大火煮开即可。每周喝几碗，可让皮肤细嫩，起到祛斑的功效。

鹌鹑蛋有“卵中佳品”之称，它味甘性平，富含蛋白质、维生素A、B、E等，可补益气血、丰肌泽肤，用于食疗调补则美肤养颜功用尤为显著，对贫血、营养不良、神经衰弱、月经不调也有改善作用。鹌鹑蛋与酒酿一起煮，可以促进它产生某种酶与活性物质，这些物质有利于女性皮肤生长。至于枸杞子，是补肾益精的佳品，可补血美颜，增强机体免疫力，延缓衰老。

另外，我还建议她试试一种外敷的面膜，制作方法：白茯苓适量，研成粉末，用蜂蜜调和后敷面，15分钟后洗净，每周1次。

白茯苓味甘性平，可润泽肌肤、美白祛斑。古医家认为白茯苓能化解一切黑斑和疤痕，据《本草品汇精要》记载：“白茯苓为末，合蜜和，敷面上疗面疮及产妇黑疱如雀卵。”白茯苓在药店有卖，可以现磨。

朋友经过半年时间的外调内养，斑淡化了不少。她继续坚持调养身体，吃各种补气血的食物，斑彻底消退了，更可喜的是，后来她又怀上了孩子。春节我回老家见到她，看到她红光满面，真替她高兴。她说自己现在再也不争强好胜了，作为女人，事业重要，家庭更重要，以后她会好好带孩子，做一个好母亲。

32. 心情郁闷斑点多，柿叶磨粉来敷面

难题：黄褐斑

偏方：

①柿叶晒干，取50克研细末，加入50克凡士林搅拌成膏，洗脸后外涂即可。每周敷1～2次，2个月后可见效。

②按摩胸口的膻中穴（位于两乳头连线的中点），方法是四指并拢，用指腹轻轻地以顺时针的方向按揉该穴周围，也可以从上到下按摩，每天按摩30下。

有一天，心理科的刘医生来找我，身后还带着一位女士。他让那位女士先在门外等着，自己进来和我聊了几句。本以为是刘医生的熟人，结果他说那是他的一位患者，但因为脸上的黄褐斑比较严重，直接影响到心理的健康，这才想到带她过来找我看看。

这位女士姓李，34岁，婚后不久就辞去了工作，成了住家主妇，每天的任务就是做家务，煮好饭菜等丈夫回来。婚后七年，丈夫有了外遇，执意离了婚。她从此郁郁寡欢，对所有的人和事都悲观，大多数时间宅在家里，心理出现了比较严重的问题。前不久，李女士的弟弟硬把她带到刘医生那里，希望能解开她的心结，重新开始生活。

经过一段时间的治疗后，李女士有所改观，但不久又出现了反复。刘医生发现她对自己的容貌非常自卑，脸上的黄褐斑是她心理的一个重要症结，这才想到带她来找我看看。

我很同情李女士的遭遇，为了让她振作起来，我鼓励她说，她

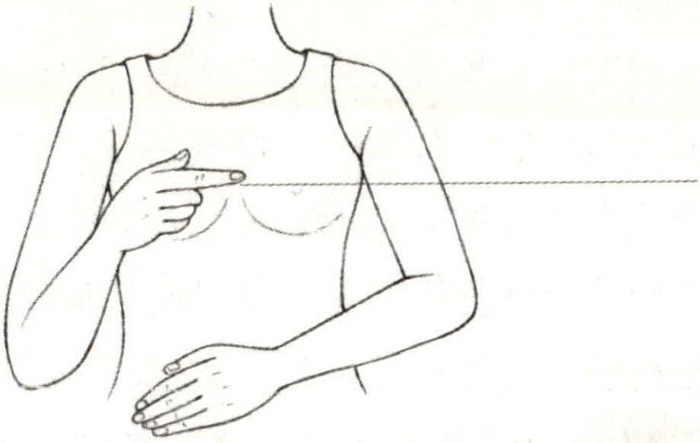

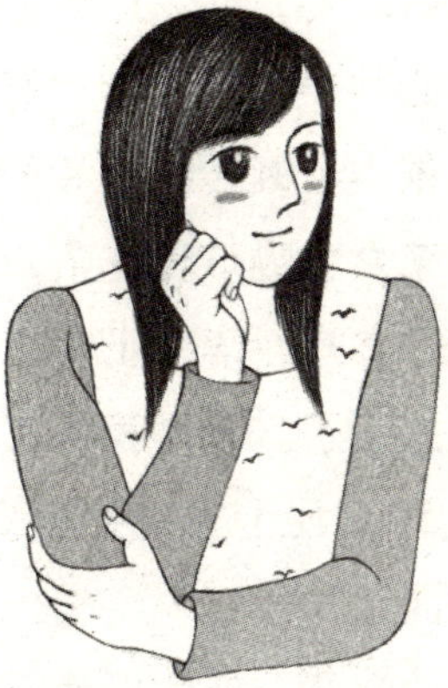

按摩膻中穴，心情变好了，黄褐斑也不见了。

脸上的黄褐斑并不难治，只要找清楚源头，把病因消除干净，脸上一定能恢复原来的颜色。但在这个治疗过程中，需要患者比较坚决地配合医生，不仅要有耐心，还要保持乐观的心态。李女士听了我的话，脸上有些犹豫，但最终还是郑重地点了点头。

我开导她说，命运掌握在自己手中，你今天的心境和行动，就是明天的命运。心境是由身体决定的，肝气郁结，必然郁闷寡欢；心火旺盛，必然情绪急躁；肾气不足，必然胆小畏缩……反过来，不良情绪也会加重身体原本的症状，形成恶性循环。情绪的紊乱肯定会影响到工作、生活、人际关系，生活的方方面面都会乱套……

李女士点点头说，前夫在离婚时也说过，实在是受不了她整天唉声叹气，觉得太压抑了。她还说，自己现在也想开了，不能再这样下去，但就是不知道要怎么才能治好这张脸，因为这个黄褐斑，她基本上没有勇气出门。

经检查，李女士没有什么器质性疾病，无需服用西药，她之所以常郁郁寡欢，主要是因为肝气郁结。“肝气郁结”我们在前面讲过，这是中医的一个证名，有这个毛病的人上医院检查各项指标都正常，但不一定意味着她身体健康。肝气郁结会使情绪忽而暴躁，忽而悲观低落。郁怒伤肝，会使疏泄失常，脏腑功能失调，气血不荣，脉络不畅，久了会使人脸色发青发黄，最终瘀而成斑。

这种斑必须要通过食疗和情绪调节，一味地依赖医生和药物，是不可能从根本上好转的。我给李女士开了逍遥祛斑丸、当归芍药散，并建议李女士喝玫瑰花茶，另外，多吃柑橘类的水果、行气通络的食物进行食疗。李女士食疗了一段时间，发现斑点淡了不少，但效果还是太慢了。于是我提议她用干柿叶外敷：取50克干柿叶研细末，加入50克凡士林搅拌成膏，洗脸后外涂即可。每周敷1～2次，2个月后可见效。

柿叶味苦性寒，外敷可消炎、美白。柿叶含有相当可观的蛋白质、氨基酸及多种维生素，还含有胆碱、芦丁和丹宁，具有抗菌消炎、活血等作用。你可能不知道，它含的维生素C远高于常见的水果和蔬菜。维生素C可促进新陈代谢，降低血清铜氧化酶的活性，从而影响酪氨酸酶活性，抑制黑色素生成，淡化色斑。

不过，不论外敷的作用多大，祛斑还是以内调为主。此外，适当的运动按摩也不错。我建议李女士多按摩胸口正中部位，这里有个穴位叫膻中穴，两乳头连线的中点，具有调理人身气机之功能，可理气宽胸，临床上常用于心之气血郁滞及肝气郁结等证。现代研究证实，刺激该穴可调节神经功能，有效治疗各类“气”病，如哮喘、胸闷、心悸、心烦等。按摩方法是四指并拢，用指腹轻轻地以顺时针的方向按揉该穴周围，也可以从上到下按摩，注意不要从下向上推。每天按摩30下，可以让心情变得舒坦，消除郁闷。气血顺畅，心情好了，可以间接起到淡斑的效果。

李女士调养了整整半年时间，斑淡化了一大半，她继续坚持，一年后，她的斑几乎已经看不到了，皮肤白白净净的。相貌上的这种改变，也让她增加了生活的信心，情绪变得比较开朗活泼。后来有次遇到刘医生，他专门提起这个患者，夸我比心理医生还会治心理病，干脆转到他们科得了。

33. 怀孕长了妊娠斑，二白膏重新让你白

难题：妊娠斑

很老很老的老偏方：

①取白芷10克，白附子10克，共研细末，加适量水和蜂蜜，调和成糊状用来敷面，20分钟后洗净。每周敷1～2次，坚持2～3个月可见效。

②取桃花300克，白芷40克，同放瓶中，加上等白酒100毫升，密封1个月后开封取用。早晚取少许药酒于手掌之中，双手对擦，待手心发热后，来回擦面部。

女人经历怀孕、生产之后，外貌会发生一些变化，有的会变得漂亮，而有的则会变丑。曾女士生完孩子后，脸上颧骨部位起了一些黄褐色的斑点，好几个月了也没消退。上医院看医生，开了杞菊地黄丸，对斑点没什么效果。曾女士来我的门诊时，我得知她月经正常，无任何不适，因此没有给她开任何药物。

曾女士的斑其实是妊娠斑，被称为孕期妊娠斑，也叫黄褐斑、蝴蝶斑。现代医学认为，这种斑是因怀孕时内分泌改变而引起的酪氨酸酶活跃，导致黑色素沉着。大多数孕妇的乳头、乳晕、阴部皮肤颜色都会加深，有些孕妇脸上会出现茶褐色斑，主要分布在鼻梁、双颊、前额部位，日光的照射会加重颜色。我让她别太担心，要注意休息和调理身体，斑会慢慢减轻或消失的。曾女士说，她长斑后，没自信出去见人了，只想快点把它搞定，问我用激光治疗怎么样。

激光祛斑的原理是对有暗斑的部位产生瞬间高温，进而使表皮脱落。但这种方法并不安全，稍有不慎就会损伤真皮层，导致皮肤薄弱、血管暴露。如果非要用外用法，我建议她用中药外敷：取白芷10克，白附子10克，共研细末，加适量水和蜂蜜，调和成糊状用来敷面，20分钟后洗净，每周敷1～2次。

上述方子源于一个美容古方，叫做二白膏。不过，古人用的不是蜂蜜，而是用猪油调制出来的。方子中的白芷味辛性温，活血化斑，对美白祛斑有显著的作用，并可改善微循环，促进皮肤的新陈代谢，消除色素在组织中过度堆积，延缓皮肤衰老。古代有很多美容方都用到白芷，《日华子本草》记载白芷“去面皯疵瑕”，《本草纲目》也提到，白芷“长肌肤，润泽颜色，可作面脂”。白芷单独外用可美白、祛雀斑，如果搭配白附子，就有祛黄褐斑的功效。白附子有增白作用，可活血化瘀，而蜂蜜中也含有多种对皮肤有益的营养成分，这几种材料调和敷脸，可以达到祛皱增白、淡化黄褐斑的目的。

除了上方，也可以试试涂桃花白芷酒：取桃花300克，白芷40克，同放瓶中，加上等白酒100毫升，密封1个月后开封取用。早晚取少许药酒于手掌之中，双手对擦，待手心发热后，来回擦面部。桃花最好是花苞初放或开放不久的，功效更佳。

我国古人很早就认识到桃花的美容价值，《神农本草经》里边提到，桃花具有“令人好颜色”的功效。这是因为，桃花中含有多种维生素和微量元素，能扩张血管，改善血液循环，促进皮肤营养和氧供给，令使人体衰老的脂褐素加快排泄，防止黑色素在皮肤内慢性沉淀，从而有效地防治各种色斑。看来，所谓的“人面桃花相映红”并不是胡诌的。

需要提醒的是，上述方子中的白芷，某些人使用后可能会发生光敏作用，最好夜间涂抹，白天别用。使用上述偏方前，最好经过皮肤测试，避免发生过敏反应。另外，纯正的白芷美容效果更为显著，购买时可挑选大而色纯、白无霉迹的白芷，碾为极细的粉末使用，现在药店有现磨的白芷粉卖。

我还提醒她，中医认为黄褐斑是督脉、带脉经络气血不畅导致的，与月经血瘀等也有关系，而妊娠斑则主要是因为妊娠期间或产后气血失调形成的。所以治疗黄褐斑还是要从内部调理，如果不从内部入手，而奢望外用方法能立马奏效，那是不可能的。因此，我又推荐她一个偏方，吃木瓜红枣莲子蜜。具体做法：取木瓜1个，红枣8颗，莲子10克，蜂蜜、冰糖适量。将红枣、莲子加适量冰糖，煮熟待用，然后将木瓜剖开去籽，把红枣、莲子、蜂蜜放到木瓜里面，上笼蒸透后即可食用。

众所周知，木瓜是美肤养颜、滋补催乳的佳品，有“岭南果王”之称；木瓜性温味酸，平肝和胃，舒筋络，活筋骨，对消化不良、便秘等具有很好的食疗作用；木瓜的维生素A含量极其丰富，还富含17种以上氨基酸及钙、铁等成分，可给皮肤提供养分；现代研究发现，木瓜能均衡、强化孕妇妊娠期激素的生理代谢，从而起到润肤养颜的作用。至于这个方子的红枣，也是补血养颜的传统食品，再配上补脾益肾的莲子，可调经益气，滋补身体，调节内分泌，淡化色斑。当然，一个人吃一个木瓜分量太多，可以饭后作为甜品，跟家人一起享用。

曾女士欣然接受了我的建议，回去内调外养，双管齐下，半年后，她的色斑果然淡化了不少。她再坚持内调半年，色斑就彻底投降了，再见到她的时候，发现她自信的笑容又回来了。

34. 经常按按三阴交，更年期长斑不用慌

难题：黄褐斑，妇科疾病或更年期综合征引起的内分泌失调

偏方：

①按摩位于下腹部正中线上的关元穴和气海穴，各按压半分钟即可。

②每天下午5—7点，用力按揉两腿的三阴交穴各15分钟左右。

黄褐斑最爱光顾中老年妇女，跟它的发病机理是分不开的，那就是女性内分泌的失调。有一些斑点还暗示着有较严重的妇科疾病，比如子宫肌瘤、卵巢囊肿、乳腺增生等。有这些病的女患者，脸色灰暗粗糙，极易长斑。这是因为，妇科疾病和衰老一样，都会引起生殖系统功能衰退，使女性激素分泌不足，导致出现黄褐斑。

有一次，一位脸上长满黄褐斑的女患者来找我看病，当时我从她描述的各种症状中，判断她的黄褐斑有可能是妇科疾病引起的。经过询问得知，她患有慢性盆腔炎很多年了，吃了很多药都没有好，时好时坏。我给她开了中药后，教了她一个按摩的方法，就是按摩下腹部和三阴交穴。她坚持了大半年后，惊喜地发现，不但下腹冷痛、尿频的毛病没了，脸上的斑也淡化了。

在中医看来，许多慢性妇科病的病机都在于瘀血阻络，一旦经络不通，必然会有瘀血，经血不畅，就给细菌提供了温床，于是出现各种妇科炎症。同时，脸上也会出现问题，各种老年人才有的斑

点会提前来报到。治疗妇科疾病，治疗上强调活血化瘀，但临床上常用来治疗妇科病的化瘀活络药，短时间吃一下还可以，长期服用和西药一样会有副作用。这个时候，按摩、推拿这些传统疗法，就是不错的辅助治疗方法，可用来长期治疗，安全无害。

按摩下腹部，是治疗妇科疾病、淡化色斑的好方法。这是因为，下腹穴位与生殖系统、泌尿系统紧密相关。按摩下腹，可顺带刺激重要的穴位，比如关元穴、气海穴，起到补气、调节内分泌的作用，对治疗痛经、慢性炎症等妇科疾病也有很好的疗效。它们都位于下腹部的正中线上，气海穴在肚脐下方1.5寸处，关元穴在肚脐下方3寸处。按摩时各按压半分钟就可以了。

三阴交穴也是重要的美容养生穴，常按可延缓衰老。三阴交穴是脾、肝、肾三条经络相交汇的穴位，是女性身上最重要的大穴之一，为历代医家所重视。按摩这一个穴，就等于一次性在补脾、补肾、养肝，这效果不比你吃人参、燕窝、鸡汤差。每天下午5−7点，正是肾经当令的时候，这时用力按揉两小腿的三阴交穴，各按15分钟左右，就能促进任脉、督脉、冲脉的畅通，起到保养子宫和卵巢的作用。人体的任脉、督脉、冲脉这三条经脉的经气，都起于子宫和卵巢，掌管人体全身的气血、经脉。气血畅通了，脸部皮肤有了滋养，脸色自然会红润，皮肤代谢正常，色斑就会逐渐淡化。

三阴交穴不难找，它位于小腿内侧，踝关节上3寸。经络取穴时说的寸，和我们日常所说的度量寸有所不同，称为同身寸。比如这里说的3寸，就是将自己的手掌平放，约四根手指并起来的宽度（以中节横纹为准）。

按摩三阴交穴确实有美容功效，有许多实例能够证明。曾有位四十多岁的中年女士来找我看病，她说自己心情越来越浮躁，经量越来越少，而且脸上的黄褐斑也越来越严重。经检查发现，她并没有什么妇科疾病。我估计她快到更年期了，这是一种自然的生理现象，不用专门吃药，我就建议她按摩三阴交穴，她坚持了一年多，

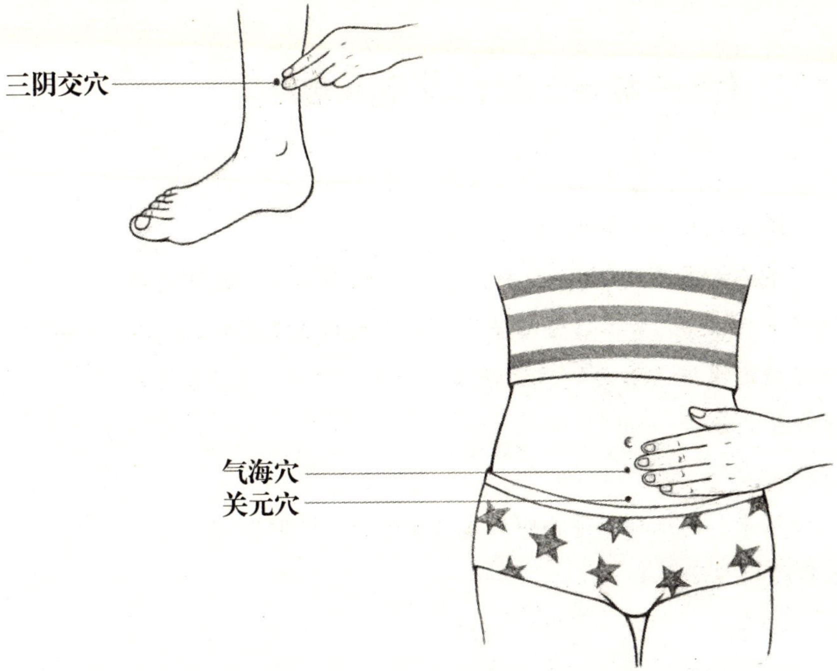

常按这三个穴位，能辅助治疗妇科疾病，淡化色斑。

更年期症状果然好转，斑也淡化了。

三阴交穴对很多妇科病都有疗效，比如痛经、闭经、月经过多或过少、经前综合征、性冷淡、更年期综合征等，都可以常按这个穴位辅助治疗。没有妇科疾病的健康女性也可以按摩这个穴位，提早坚持按摩，保养好子宫和卵巢，可推迟更年期，美貌自然也会维持得久一些。

最后提醒一下，有痛经、月经不调、白带异常或其他妇科疾病，并且脸上的黄褐斑严重的女性，最好及时去医院检查，对症治疗。有些症状是器质性病变引起的，如果一味地用偏方来调理，可能会延误病情。

35. 每天一杯西红柿汁，不怕长晒斑

难题：日晒后形成的色斑

偏方：每天喝1杯西红柿汁或经常吃西红柿。也可将西红柿压烂取汁，加入适量蜂蜜和少许面粉调成膏状敷脸，或直接用面膜纸沾上西红柿汁外敷20分钟。每周1次，坚持 2 个月可见效。

注意：西红柿不适合脾胃虚寒的女性，吃时不宜生吃和空腹吃，经期也要少吃。

刚上大学的堂妹，是个大大咧咧的女孩子，有点男孩子的个性。她对皮肤保养从来不屑一顾，因为年轻的缘故，她皮肤也一直不错。去年她跟她老爸去海南旅游，回来皮肤被晒出了浅红色的斑块，严重的部位甚至起了水泡，后来，红斑的颜色由红变黑，由原来的椭圆形变成了零碎的棕色斑块，大小不规则。堂妹大惊失色，立马找我求助。

我看了一下她的情况，让她不要太着急，这是常见的晒斑，一般不是永久性的，治疗并不复杂。堂妹看我淡定的态度，这才安下心来。我告诫她，皮肤是很脆弱的，要从年轻就注重保养，像她这样随意折腾，连防晒霜都懒得抹，时间长了总会出问题的。

晒斑是日光紫外线过度照射造成的皮肤老化。此外，还有一些其他原因也会促使晒斑形成，比如长期使用金属成分含量多的化妆品，会伤害皮肤，降低皮肤的抵抗力，使皮肤的代谢能力发生紊

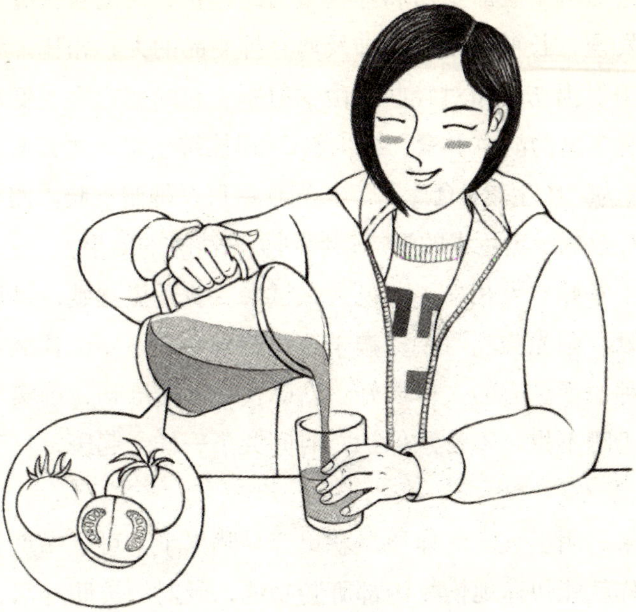

多喝西红柿汁，让自己免受紫外线的伤害。

乱，再经受阳光的刺激，很容易就形成晒斑。另外，服用了抗生素药、避孕药容易吸收紫外线，吃了贝壳类、海藻类、柑橘类食物，也会增加光效反应，加速黑色素生成。

堂妹叫我推荐一个最简单的方法给她祛斑，绝对别让她煲中药之类的，那样她根本没法坚持。既然这样，我叫她每天喝一杯西红柿汁或多吃西红柿，对雀斑、晒斑都有较好的作用。西红柿可吃，也可外涂，将西红柿压烂取汁，加入适量蜂蜜和少许面粉调成膏状敷脸，或直接用面膜纸浸透西红柿汁外敷，每次不要超过20分钟，每周1次就可以了。

听了我的方法，堂妹有些不太相信，西红柿也就几块钱，能起这么大作用吗？我告诉她，别小看这小小西红柿，西红柿含有番茄红素，是一种很强大的抗氧化剂，可清除人体的自由基，在肌肤表层形成一道天然屏障，有效阻止外界紫外线、辐射对肌肤的伤害，并可促进血液中胶原蛋白和弹性蛋白的结合，使皮肤富有弹性。科学调查发现，长期食用西红柿及西红柿制品的人，相比那些少吃的人，受辐射损伤会相对轻些，由辐射所引起的死亡率也低很多。西红柿含有丰富的胡萝卜素、维生素C和B族维生素，尤其富含维生素C，被誉为“维生素C仓库”，长期食用可以抑制皮肤内酪氨酸酶的活性，有效减少黑色素的形成，起到美白淡斑的效果。

这下堂妹有点相信了，说会试试看。我还提醒她，以后一定要注意防晒，阳光强烈时要戴帽子、撑遮阳伞，不要说什么“我晒不黑”这种傻话。有的人体质好，新陈代谢功能顺畅，确实不怕晒，但不等于晒不黑，不注意保护，时间久了一样会起斑，只不过是程度问题。

如果是阴虚火旺的体质，就更容易晒黑了，可以喝点薏仁莲子粥，这样就能快速地恢复内部脏腑功能，及时给皮肤补水，起到美白除斑的作用。这个方法也不复杂，取薏苡仁150克，莲子肉50克，红枣5颗，冰糖15克。薏苡仁先用冷水浸泡3个小时，捞出沥干水分放入锅中，加入1 000毫升水，用旺火烧沸。然后再加入莲子、红枣，一起焖煮至熟透，最后加入冰糖，熬至成粥状，即可食用。

薏苡仁有美容祛湿、健脾益肺、清热、促进食欲等功效；莲子补脾止泻，养心安神；红枣补中益气，养血美颜。这个方子不但可以美白保湿，还可以清火，消除各种由阴虚火旺、皮肤干燥引起的色斑。

值得提醒的是，西红柿不适合脾胃虚寒的女性，吃时不宜生吃和空腹吃，经期也要少吃。另外，未成熟的青色西红柿最好别吃，因为它含有龙葵碱这种有毒物质。至于薏仁莲子粥，也不适合脾胃虚弱、阳虚怕冷的人，体内没有湿热的人要少吃。总之，服用时一定要根据自身的体质，不能盲目服用，以免斑没祛成，身体倒给搞坏了。

36. 脸上长黑斑别着急，黑木耳白木耳双管齐下

难题：黑色黄褐斑

很老很老的老偏方：

①取黑木耳10克，白木耳5克。将二耳共研细末，每次取5克左右加开水冲服，可添加蜂蜜。早晚各服1次，坚持1个月可见效。

②取黑木耳30克，红枣20颗。将黑木耳洗净，红枣去核，加水适量，煮半个小时左右。每天早、晚餐后各服1次。

注意：常常腹泻、有各种出血症的人要少吃木耳，孕妇也不宜多吃。

人的脸就是内部脏腑的镜子，脸上的斑斑点点，很容易暴露人的身体状况。比如说斑的颜色，就跟内脏有一定的对应关系：发黄的斑往往代表脾有问题，发青的斑代表肝有问题，至于发黑的斑则代表肾虚。

当然，有些黑斑与化妆品有关，长期使用彩妆或含有重金属的化妆品，也是形成黑斑的重要原因，有些含鸡精、防腐剂和人造色素等食物添加剂的食物，也会加重内脏的负担，导致黑色素无法排出，因而形成黑斑、雀斑。总的来说，良好的生活习惯才是美容的真正关键，身体从中受益，容貌也同样受益。

肖小姐26岁，有一次她来我的门诊看黄褐斑。她脸上的黄褐斑颜色比较深，斑点几乎是黑色的，再看她形体消瘦，皮肤也比较

黑，我就问她平常是不是很怕热，喜欢喝冷饮，还经常觉得腰酸？她惊讶地说，是啊！我告诉她，她是肾阴虚，而且这种状况持续的时间不短了，这才导致了她腰痛腰酸、脸上长黑斑。

我推荐她一个方子：黑白消斑散。取黑木耳10克，白木耳5克。将这两种材料共研细末，每次取5克左右加开水冲服，可添加蜂蜜。早晚各服1次，坚持服用可补肾，消瘀化斑，滋润肌肤。

黑木耳可润肤、防止皮肤老化，《本草纲目》中记载其可祛脸上的黑斑；黑木耳中铁的含量极为丰富，常吃能令人肌肤红润，防治缺铁性贫血；黑木耳可以说是“身体清道夫”，它所含胶质具有极强的吸附作用，可以把人体消化系统内的废物吸附在一起，并排出体外，起到清肠胃的作用；此外，它还含有丰富的纤维素，能促进胃肠蠕动，防止便秘。

白木耳就是银耳，有“菌中之冠”之称，它味甘、淡，性平，可滋阴补肾、润肺生津、健脑安神、补气养血，对阴虚火旺、虚不受补的女性来说，是一种良好的补品。现代医学研究证实，银耳含有丰富的蛋白质、粗纤维、多种无机盐及维生素等，它的药理有效成分银耳多糖，具有明显的抗氧化作用，不但可以淡化黑色素，还可以增强人体免疫功能、抗病毒。银耳还含有天然特性胶质，加上它的滋阴作用，女性长期服用可以润肤，并有祛除脸部黄褐斑、雀斑的功效。总之，黑木耳和白木耳均属于抗衰老的佳品，都可以防止脂褐素的形成，两者搭配着吃有许多养生好处，美味健康，既润肺又养颜。

肖小姐服用了一个月后，阴虚的状况好转，大便不再干结，斑也淡化了一点，问我还要不要继续坚持服用。我告诉她，除了上述方子，还可以吃黑木耳红枣汤：取黑木耳30克，红枣20颗。将黑木耳洗净，红枣去核，加水适量，煮半个小时左右。每天早、晚餐后各服1次。

这个方子也可以补血养颜、健脾润肤，经常服食可以驻颜祛斑。她坚持每周服用1次，大半年过去了，不仅脸上的黑斑淡化了一大半，身体也没以前消瘦了。

最后提醒一下，常常腹泻、有各种出血症的人要少吃木耳，孕妇也不宜多吃。

37. 防治老年斑要趁早，常喝三仁美容粥

难题：老年斑

偏方：

①取桃仁、甜杏仁、白果仁各10克，鸡蛋1个，冰糖10克，粳米50克。先将以上三种果仁研成细末，粳米淘洗干净，放入砂锅内，加三种果仁的细末和适量水，用旺火煮沸，改用文火慢熬，中间打入鸡蛋，粥和蛋都煮好后，加入白糖调匀。每周可服用3～4次。

②买现磨的花生芝麻粉，添加适量蜂蜜，冲开水服用。每周至少服用3次，半年后可见效。

老年斑一般在医学上称为老年性色素斑，也叫老年疣或脂溢性角化斑，人们习惯称为“寿斑”，意思是说人活到一定的寿数，那就该长这些斑了。但老年斑真的意味着长寿吗？当然不是！

现代医学研究表明，寿斑这个雅号名不副实，因为它并非长寿的标志。据相关资料显示，老年斑在老年人中仅占27%，而且并不是老年人的专利，一些刚刚步入30岁的人也会长，因此很普遍，也并不是长这个斑就意味着长寿。老年斑是自然老化引起的细胞功能衰退的表现，是细胞代谢过程缓慢，某些废物积累而形成的。老年斑不只存在于皮肤表面，它还可能存在于内部各脏器内，影响着各脏器的正常功能。如果沉积在血管壁上，那就不得了，久了会使血管发生纤维性病变，导致动脉硬化；如果大量存积在脑细胞内，可能会导致记忆障碍，甚至老年性痴呆症。所以，老年斑不仅跟长寿

没关系，还可能是人体疾病的信号，影响人长寿，千万不要忽视。

虽然说老年斑不好看，但它却像一个信号灯，让我们警惕某些疾病。看到有老年斑了，单纯用外用的方法将它祛除虽然立竿见影，但不能阻止这些斑复发或增多，而且还可能让我们忽视一些老人身体内部的问题。从中医的角度说，老年斑主要是气血虚弱后形成的，老年斑的治疗和黄褐斑的治疗基本相似。认识到这一点，我们在外治的同时，也配合身体的调理，当老人的身体状况好转，老年斑就不会那么容易复发，也不会那么严重了。

邻居的张阿姨今年65岁，她平时有什么毛病都会找我。张阿姨是位独居老人，最近这些年，张阿姨脸上逐渐出现了斑斑点点，就来问我有什么好法子可以祛掉。得知张阿姨平时还有习惯性便秘的毛病，于是我推荐她喝三仁美容粥。所谓三仁，指的是桃仁、甜杏仁、白果仁。具体做法：取上述三种果仁各10克，鸡蛋1个，冰糖10克，粳米50克。先将三种果仁研成细末，粳米淘洗干净，放入砂锅内。加入三种果仁的细末和适量水，用旺火煮沸，再改用文火慢熬，中间打入鸡蛋，等蛋熟粥稠，最后加入白糖调匀就可以了。

杏仁富含维生素E、不饱和脂肪酸、微量元素等，还含有类似动物蛋白的营养成分及植物成分所特有的纤维素，具有润肺清火、滑肠通便、排毒养颜的功效，对因肺燥引起的咳嗽有很好的作用。相传，有古人每天坚持吃7颗杏仁作为长寿养生、延缓衰老的秘方。

桃仁主要功效是活血、散瘀、止痛，对闭经、痛经、肠燥便秘有效。药理研究显示，桃仁提取液能明显增加脑血流量，降低血管阻力，舒张血管。

白果又称银杏，它除了含有淀粉、蛋白质、脂肪、糖类之外，还富含维生素C、核黄素、胡萝卜素及钙、磷、铁、钾、镁等微量元素，是延年益寿的良药。这三仁搭配在一起，具有活血化瘀、润肠通便的作用，中老年女性常喝这个粥，还可以减少色素斑，延缓皮肤衰老。最好作为早餐食用，效果更佳，每周可服用3～4次。

我告诉张阿姨，要想祛掉任何色斑，都绝不能依靠单一的方子，老年斑也一样，要多方面食疗。因此，我又推荐张阿姨一个方子，就是花生芝麻糊。现在超市里有现磨的五谷养生粉卖，可以买点花生芝麻粉，冲开水服用就可，还可添加适量的蜂蜜。花生与黑芝麻是女性抗衰老的首选食品，这主要归功于它们富含维生素E。老年斑反映细胞代谢功能减弱，抗氧化能力降低，维生素E不但具有很强的抗过氧化作用，还能保护细胞膜不受损害，减少各组织脂褐质沉积，防止细胞损伤，延缓组织及细胞老化，避免色斑、黄褐斑的形成。

含维生素E丰富的食物除了芝麻、花生、核桃等坚果外，其实玉米、禽蛋、乳类、瘦肉、绿叶蔬菜等都含有，我嘱咐张阿姨以后要多吃这些食物，搭配着来吃。张阿姨按我说的食疗了半年，不但老年斑淡化了，身体也比以前好了，所以上面的几个偏方，一下子就在小区里传开了。

第五章

抗皱老偏方，让别人猜不出你的年龄

你无法阻挡年龄的增长，但皱纹，你可以做主！

女人都怕衰老，而皱纹，就是女人衰老的象征。因此，但凡脸上出现细纹，大多女人都会第一时间想到涂抹抗皱精华液，或者服用某种营养物质，来起到祛皱的效果。

但是，岁月是不可逆转的，岁月的痕迹又岂能那么容易消除？任何外在的祛皱方法，一定比不上通过调理身体，从内部延缓衰老来得科学、彻底、有效。只有当身体各方面机能都完好，反映到脸上，才会是一种自然、健康的美。

本章节中，我将介绍几种适合不同年龄、不同皱纹的抗皱老偏方，这些老偏方都是经过无数次临床诊疗验证的，安全、有效，无副作用，相信一定能帮助到你，使你从内而外散发出年轻的活力。

38. 《伤寒论》里猪肤汤，滋阴清热又除皱

难题：年纪轻轻长皱纹

很老很老的老偏方：取猪皮250克，白蜜100克，白米粉50克。猪皮加4碗水，煮后取2碗汁，加米粉、白蜜一起熬香即可。每周服用2～3次，2个月后可见效。

每个人都会变老，这是自然规律。如果人到了七老八十，脸上还没有半点皱纹，那肯定是妖怪。对待这种正常的老化现象，大家一般会有一个正常的心态，说到底，你周围跟你差不多年龄的人，基本都是这个模样，那还有什么可说的。可是还没到那个年龄，皮肤就已经起皱了，这个时候就要认真分析一下，到底是怎么回事，说不定还有救。

先来看看我们的皮肤为什么会有皱纹。人体的构造犹如最精密的仪器，同样也像仪器一样，会有一个老化的过程。比如皮肤，除了最上面的表皮部分，下面还有真皮层，皮肤皱不皱主要跟真皮层的结构有关。在真皮层有一种成纤维细胞，能够分泌生成胶原蛋白、弹力纤维蛋白，这两种东西是皮肤有弹性、舒展平滑的关键。女人在30岁之后，体内成纤维细胞的数量慢慢开始减少，胶原蛋白和弹力纤维蛋白也会相应减少，真皮层就会变薄，皮肤弹性也会变差，皱纹也在这个时候开始产生了。

我们常常看新闻报道，说城市某处发生了地陷，突然之间就出现了一个大坑，或者房子倾斜了，这是为什么呢？专家告诉我们，这是因为对地下水的取用太贪婪了，地底下的水资源被过度使用，

那个地方被淘空了，上面自然就陷下去了。皮肤也是这样，起着支撑作用的胶原蛋白和弹力纤维蛋白少了，皮肤自然也就松弛了、起皱了。

从中医的观点来看，皮肤、机体的衰老机制，主要有脏腑虚衰、阴阳失调、气血失调等。年纪不大就长皱纹，可能是脏腑阴虚、阳虚或气血不足，导致皮肤失去营养供应，产生皱纹。

曾有个朋友介绍一位中学老师来找我，她并不是得了什么皮肤病，只是觉得皱纹生得太早，不太正常。这位老师刚过三十岁，但脸上的皱纹已经比较明显，看起来像四十多岁的人。我问她身体状况如何，她说自己每年体检都正常，没什么毛病。我看她的脸色比较暗沉，又问她平常是不是容易急躁上火，她点了点头。

这位老师是个性子急的人，她说自己经常冒火，觉得口干舌燥，嗓子疼，不过这不算什么大毛病，她认识的很多老师都有。我告诉她，虽然她没什么大毛病，但是这种体质在中医学上属于阴虚火旺，阴虚火旺的体质容易导致口干舌燥、皮肤干燥。皮肤长期得不到滋养，不符合年龄的皱纹就会早早出现。她听了有点明白了，问我该怎么办。

当时正值冬天，正是适合滋补的时候，因此我推荐她喝猪肤汤：取猪皮250克，白蜜100克，白米粉50克。猪皮加4碗水，煮后取2碗汁，加米粉、白蜜一起熬香即可。

猪肤汤是有名的方子，来自《伤寒论》："猪肤汤治少阴病下利咽痛，胸满心烦者，猪肤、白蜜清金而止痛，润燥而除烦，白粉涩滑溏而收泄利也。肺金清凉而司皮毛，猪肤善于清肺，肺气清降，浮火归根，则咽痛与烦满自平也。"方中的猪皮又名猪肤，性凉，滋阴润燥；白蜜甘寒养阴，清热解毒，补中养胃，降虚火；白米粉甘缓和中，能扶脾止泄。全方甘寒清凉，可以滋阴润燥、清肺降火，用于治疗咽喉肿痛、胸闷烦躁等症，效果极好，特别适合阴虚体质的女性。

猪肤汤不但可以滋阴清肺、补益精血，还可以美容祛皱。汉代名医张仲景就指出猪皮有“和血脉，润肌肤”的作用。现代研究发现，猪皮含蛋白质、脂肪、角质等，还含有大量的胶原蛋白，它在烹调过程中会转化成明胶，可增强细胞生理代谢，改善皮肤组织细胞的储水功能，使细胞得到滋润，有保湿、祛皱、延缓衰老的功效。白蜜其实就是椴树蜜，椴树蜜是东北的特产，比一般蜂蜜含有更多的葡萄糖、果糖、氨基酸、维生素、酶及酯类，不但可以滋阴润燥，还可给皮肤提供养分、淡化皱纹。如果找不到这种蜂蜜，也可以用其他有滋阴清热功效的蜂蜜代替。

我告诉她，除了上述方子，还可以喝雪耳炖木瓜、百合粥、银耳羹，也同样有滋阴润肤的功效。另外，饮食要清淡，不要吃太多盐。据调查表明，女性吃盐吃多了容易长皱纹。这是因为食盐以钠离子和氯离子的形式存在于人体血液和体液中，如果盐吃多了，体内的钠离子就会增加，导致细胞脱水、皮肤老化，久了皱纹就出来了。她按我说的坚持调养了几个月，不但喉咙不干了，皱纹也没了。她的学生也夸她不但样子变年轻了，脾气也温和亲切了。

39. 慈禧太后的祛皱汤，拯救缺乏营养的皮肤

难题：气血不足引起的皱纹

很老很老的老偏方：取鲫鱼1条，瘦牛肉250克，猪蹄1只，山楂、红枣各适量。将猪蹄、鲫鱼、瘦牛肉洗干净，牛肉切碎，山楂、红枣去核。把所有食材放入锅中，加2升水，小火煮2个小时即成。每周喝1～2次，坚持半年可见效。

我们前面讲过，皮肤由表皮层、真皮层和皮下组织组成，我们的表皮层含有天然保湿因子，可防止皮肤干燥，而真皮层中有胶原蛋白和弹力纤维蛋白，这些都相当于是支撑皮肤的架子，架子倒了，皮肤就会松弛，产生皱纹。另外，年龄增长、抽烟、睡觉时挤压等不良习惯，都会使真皮层的胶原蛋白和弹性纤维减少，造成面部产生皱纹，这是构成皮肤老化的外因。

现在很流行用胶原蛋白、玻尿酸祛皱，这些营养物质也跟皮肤的这个架子有关，都是皮肤的重要组织。平常所说的胶原蛋白、玻尿酸祛皱，是指通过注射等手段，给皮肤补充这些流失的天然物质。玻尿酸可以增加皮肤的保湿程度，而胶原蛋白可以增加皮肤弹力。但这种外补的方式效果只是暂时的，而且容易产生副作用。

我们医院的护士小琳，瘦瘦小小的，皮肤虽然白皙，但脸上的皱纹却很明显，因此虽然才二十来岁，却一副步入中年的样子。有一次，她说要去买胶原蛋白护肤品祛皱，我听后当即阻止了。胶原蛋白这种大分子的物质，是很难从外部渗透到真皮层的，也就是说皮肤根本吸收不了，不如通过食疗给皮肤补充营养，这才是祛除皱

纹的正道。

中医认为，五脏六腑、全身经脉都“上诸于面”，当身体机能衰退、气虚不足或血液循环不畅时，会造成脸部营养供应不足，皱纹由此产生。要解决皱纹，不是皮肤缺什么物质，注射或直接吃进什么物质就有效果的，给予这些人工合成的物质，身体也很难买你的账。身体本来就有生成这些营养物质的能力，你只要修复好身体的功能，给身体提供物质原料就可以了。

我看小琳工作繁忙，平常饮食又随便，精神总是不济的样子，分析她皱纹产生的主要原因是气血不足，于是给她推荐了一个补益气血的方子。具体方法：取鲫鱼1条，瘦牛肉250克，猪蹄1只，山楂、红枣各适量。将猪蹄、鲫鱼、瘦牛肉洗干净，牛肉切碎，山楂、红枣去核。把所有食材放入锅中，加2升水，小火煮2个小时即成。注意，煮的时候不用放盐及其他调味料，煮好后的汤除去渣及浮沫，等到冷却后除去表面的油再食用。

这个方子叫保元汤，是以前皇宫里带有神秘色彩的食疗秘方。当年慈禧太后就爱喝这个汤来美容养颜，据说，常喝这种特制的汤能滋润肌肤、除皱纹、防治老年斑，还可以让皮肤变得娇嫩光洁。这可不是瞎吹的，经过食疗保养的慈禧太后，都到七八十岁的年纪了，皮肤据说还“细嫩如童子”，可想而知，食疗养生的功力一点也不比现代科技美容技术差，健康而无副作用，效果又持久。

猪蹄味甘性平，据《随息居饮食谱》记载，猪蹄能“填肾精而健腰脚，滋胃液以滑皮肤，长肌肉可愈漏疡，助血脉能充乳汁，较肉尤补”。也就是说，猪蹄有补肾壮腰和通乳的功效，可用于四肢疲乏、腿部抽筋，产妇产后缺乳也可以服用。此外，多吃猪蹄还有丰胸的作用。鲫鱼药用价值极高，有健脾利湿、和中开胃、活血通络、温中下气的功效，对脾胃虚弱、水肿、气管炎等都有很好的食疗作用。牛肉有补中益气、滋养脾胃、强健筋骨的功效，气短体虚、筋骨酸软、贫血的人尤其适合食用。至于红枣，也有健脾益胃、补气养血的功效。而山楂放到这个方子里，可起到健脾开胃、消食化滞、活血化瘀的作用。

现代研究证明，猪蹄含有大量的胶原蛋白，它能使细胞得到滋润，保持湿润状态，防止皮肤过早出现皱纹，增强皮肤弹性，延缓衰老；鲫鱼所含的优质蛋白质易消化吸收，这些蛋白质对于肌肤来说，是十分重要的营养元素，可以有效地增加肌肤弹性，让皮肤紧致光滑；牛肉的蛋白质含量高，而脂肪含量低，它含有的蛋白质、氨基酸比猪肉更接近人体需要，能提高机体抗病能力，可补血、修复受伤组织。另外，牛肉含有大量的锌元素，它可保持皮肤的油脂平衡，加速皮肤的新陈代谢，让肤色变得亮丽有光泽。

小琳听了如获至宝，回去后，每个星期有空就煮几次喝，过了几个月后，我发现她的脸色逐渐红润，当然皱纹也慢慢消失了。

值得提醒的是，这个方子营养虽丰盛，但不是肠胃虚弱的人能消受得起的，特别是方中的猪蹄，胆固醇含量较高，胃肠消化功能较弱的人一次不能食用过量；另外，患有肝胆病、动脉硬化和高血压病的人也应当少吃。脾胃弱的人如果实在想吃，可以将这些材料分开组合，比如煮黄豆猪蹄汤、鲫鱼萝卜汤，这样更容易消化吸收，或者配合一些健脾养胃的饮食，比如前面介绍的红豆小米粥、淮山薏米粥等，帮助脾胃消化吸收。

40. 久坐不动老得快，按摩几下祛皱纹

难题：久坐少动引起的皱纹

偏方：

①用手指或毛刷自上而下、从头到脚揉擦正面全身（5遍），细细按摩小腿、大腿四周（半分钟），再自上而下揉擦后脑勺和背部脊椎两边（15～30遍），从头顶揉到屁股后骨头（5遍），最后以打圈的方式按摩腹部（30遍）。

②用指尖适当取一点精油或乳液，然后轻轻地在脸四周一圈一圈地按摩，按摩一般持续1分钟左右。最好晚上进行，每晚1次。

我认识的一位图书女编辑，还不到三十岁，脸上就长了很多细纹，笑起来还有表情纹。这位女编辑说自己以前很爱笑，也很爱跟人说话交流，当了几年编辑后，天天对着电脑，很少与人交谈，交流都习惯用网络，长期不说话表情都有点僵硬了。

我笑着跟她说，像她这种不说话、整天坐着、对着电脑目无表情的人，不得“屏幕脸”已经不错了，长点细纹算什么。再这样下去，“毁容”都有可能。这可不是危言耸听哦，久坐少动的人，血液流通不畅，脸部微循环受阻，不仅会促使皱纹生成，脸色还容易暗沉，再加上电脑辐射，脸部很容易长色斑。

她听了我的话，恍然大悟，怪不得她认识的那些女编辑老前辈，看起来都特别显老呢！她问我有什么秘方可以祛皱，我说快速的方法没有，如果她不怕麻烦、有耐性坚持，我倒有个好方法，只

要按摩几下就可以了。

首先，用手指或毛刷由上而下沿足阳明胃经揉擦5遍；其次，沿督脉由上而下到尾骶部，用手掌或毛刷揉擦5遍，并按揉脾俞、胃俞、肝俞、肾俞各15～30遍；再次，由上而下推擦足部三阴经5～10遍，脾虚的人宜自下而上推，并重点按揉三阴交穴、血海穴各半分钟左右；最后，以腹部中脘穴为中心，按摩腹部30遍，早晚都可以进行。

那女编辑刚听到上面的方法时简直吓呆了，怎么这么复杂？先别急，那都是中医的专业术语，把这个方法简化之后就是：用手指或毛刷自上而下、从头到脚揉擦全身正面，细细按摩小腿、大腿四周，再自上而下揉擦后脑勺和背部脊椎两边，从头顶揉到屁股后骨头，最后以打圈的方式按摩腹部。这样是不是简单多了呢？

对了，脸也不要漏掉，脸部按摩时力度要掌握好，不建议干按，可以用指尖适当取一点精油或乳液，然后轻轻地在脸四周一圈一圈地按摩，以便将其揉入皮肤。按摩一般持续1分钟左右，最好晚上进行。

如果你想要按摩得更专业些，那就要搞清楚几条经络线路图。人体主要经脉有14条，以各种脏腑为名的有12条，但日常的保健，我们并不需要把每条经络都熟记在心里，弄清楚几条最重要的就行了。

先说说足阳明胃经，这条经络是人体十二经脉六阳经之一，路线从鼻子边的穴位为起点，一直延伸到脚趾面的穴位，这条经络分布了45个穴位，我学医的时候就记得相当吃力。沿着路线按揉、敲打刺激这条胃经，可充实胃经的经气，使它与相关的脏腑气血充盛，保持正常功能，增强全身的抵抗力，对消化系统、神经系统、呼吸系统疾病都有疗效。如果你实在懒得理会这么长的一条经络，建议脾胃不好的人重点按摩膝盖外侧下面一横指处的足三里穴，按1分钟左右，使局部产生酸胀感觉为止。这个穴位是人身养生大穴，常按揉可调理脾胃、补中益气、通经活络，这条“道”的气血畅通

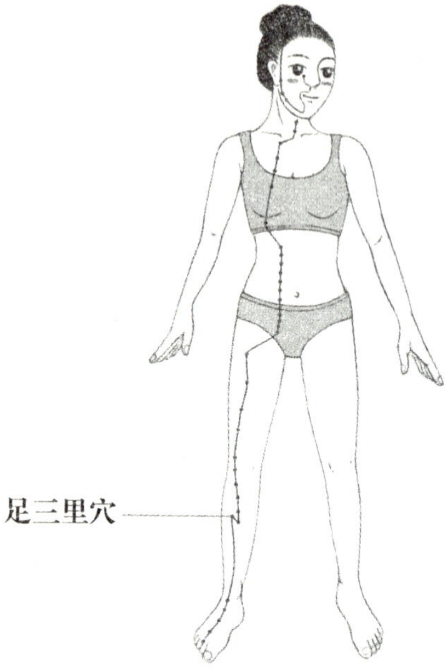

足阳明胃经

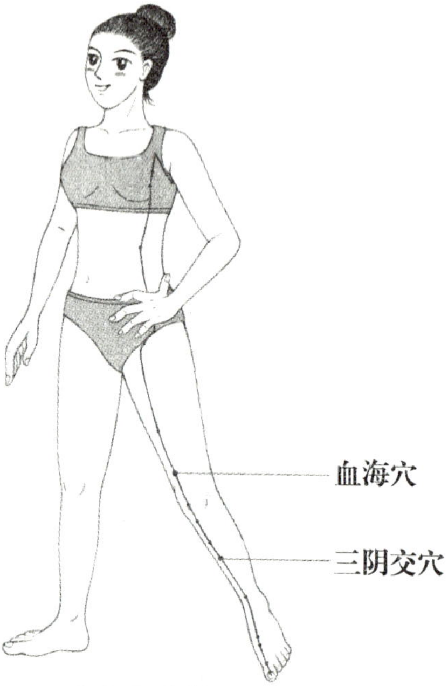

足太阴脾经

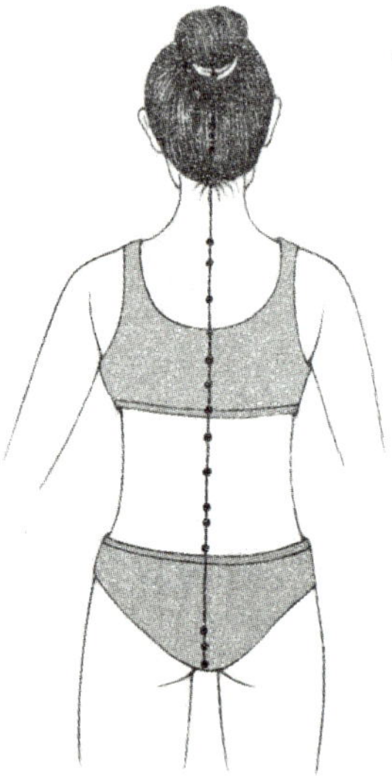

督脉

经常揉按这些身体穴位，皱纹慢慢就消退了。

了，还可以促进脸部微循环，起到美容养颜的功效。

再来说说督脉，督脉也是从屁股尾骨到头顶都布满穴位，女性的生殖系统问题、腰酸腿软都最好按揉这条经络，并重点按摩腰椎部。在脊椎骨的两边，对称分布着肺、心、肝、胆、脾、胃、肾、大肠、小肠等所有重要脏器的俞穴，不管你平时觉得五脏六腑有没有毛病，沿着脊椎两边按揉下来，等于把全身的脏器都补了一遍。觉得哪个器官功能不好，也可以重点多按摩对应的俞穴。

最后说说足三阴经，这是包括了足太阴脾经、足少阴肾经、足厥阴肝经的三条经络，主要分布在腿的内侧，循行的方向都是从足部经过腿内侧，上行到腹部，终止于胸部，常按摩可以补脾，有助消化吸收，并促进肝肾排毒，强壮身体，防止早衰。有月经问题、妇科疾病的女性还可以重点按揉三阴交穴、血海穴，不但可以祛病，还可保养卵巢、子宫，推迟更年期，延缓衰老。这两个穴位在其他章节已经讲过了，这里不再赘述。

要普通人记住上面几条经络有点难，所以，偷懒的最好方式，就是按图上的大概路线按揉一遍，按揉偏了也不要紧，中医的经穴本来就是一个大致的概念，即使你根本不看什么经络线，按摩揉擦全身也是可以的，特别在洗澡时可以全身多搓几遍。我们洗完澡后之所以会神清气爽，脸上气色也特别佳，就是因为温水的刺激。如果再加上做了全身的揉搓动作，就等于激活了全身的经络能量，使全身气血顺畅，促进脸部微循环，让气血能滋养脸部肌肤，就有“清水出芙蓉”的效果了。

这个全身按摩的方法特别适合不爱运动、体内有瘀血的办公室上班族，长期做不但可以美容祛皱、延缓衰老，还可以祛体寒、瘀血，减肥，消水肿，增强免疫力！

得知了这个方法的好处，那位女编辑现在还在坚持做，不过她说自己根本不记得什么经络什么穴位，她上班坐着时，一有空就瞎按揉全身，重点揉搓头顶、后背、胸部、腿部，晚上洗完澡就按摩脸部，睡前或起床前按顺时针方向打圈按摩几遍上腹下腹，她说这样做了之后，还真的很管用，脸上的细纹、表情纹逐渐消失，暗沉也一扫而空。

41. 多喝百麦安神饮，淡化额头纹

难题：额头纹、抬头纹

很老很老的老偏方：取小麦、百合各25克，莲子肉15克，大枣2颗，甘草6克。把上述材料分别洗净，用冷水浸泡半小时，倒入锅内，加水至750毫升，用大火烧开后，小火煮30分钟。之后滤汁，连炖2次，混合饮用。心情烦躁时可连服3～5天，此后偶尔服用，坚持半年可见效。

注意：脾胃虚弱、常拉肚子的人不宜服用。

一天晚上，一位老同学在网上找我闲聊时，我发现她的QQ签名在爆粗口，好像在骂谁害她额头纹严重了，于是就好奇地问她怎么回事。她说自己没在骂谁，在骂工作。原来前段时间她忙疯了，为了工作愁苦不堪，今天晚上她终于有空闲认真照照镜子，发现自己的额头纹比以前深了，真是大受打击。

老同学说自己的额头纹，远看没什么，近看丑死了，以后她要“装嫩”，留齐刘海挡住额头才行。我笑着说，想要祛除额头纹没什么难的，中医的按摩法就不错。我叫她先在额上涂些橄榄油或润肤乳，双手合掌，拇指靠在额头正中，两手上下移动，用拇指至手腕部分的肌肉按摩额头。然后用同样的手法，从额头一侧的太阳穴按摩到另一侧，缓慢来回做3次，放松休息一下，再重复2次。

她听了我的方法，好奇地问，这真的管用吗？我回复她说，这只是普通的按摩法，不是整形手术，见效肯定不是立竿见影的，不过长

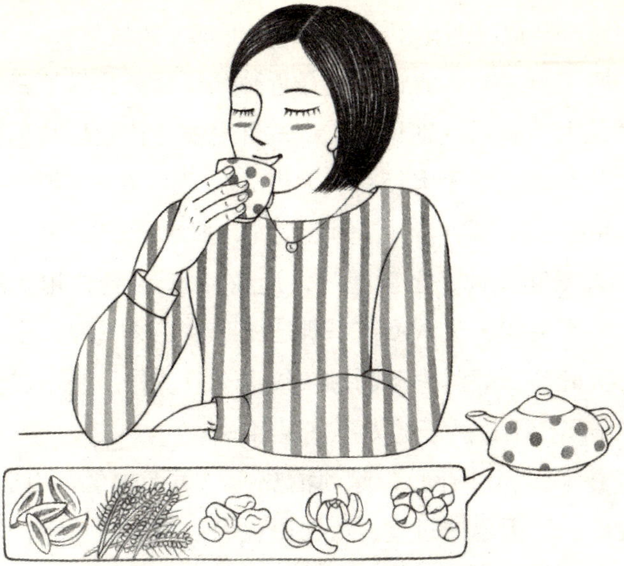

额头纹明显，喝喝百麦安神饮就能好。

期坚持这个方法，不但可以缓解头痛，还能一点点淡化额头皱纹。

额头上的横向皱纹，跟一个人多思、多忧相关，像我同学的额头纹，就主要与她长期思虑过度、劳心伤神有关。额头部位是心的反射区，如果长期心火旺盛或劳心伤神，导致心血亏虚，血液不能顺着经络顺利上行到额头部位，这个部位就会容易干燥脱屑，再加上抬头、伏案等习惯动作，额头纹很快就长出来了。

我推荐的按摩法，可以刺激额头上的穴位，起到舒缓神经、促进血液循环的作用，从而淡化额头纹。按摩时，可重点按摩一下太阳穴。太阳穴位于头部侧面，眉梢和外眼角中间向后一横指凹陷处，是经外奇穴。常常按摩这个穴，可以给大脑以良性刺激，起到解除疲劳、止痛醒脑、集中注意力的作用。

不过，要想除掉这个皱纹，光是按摩作用肯定是很微小的，还要放松心情、养心安神。额头纹反映了内部的身体状况，大多数额头纹都是横向的，还有一些特殊的纹路暗示着某种疾病，如果一个人前额上的皱纹不连贯，呈波浪状，就说明他容易心绪不宁，陷于精神上的痛苦，情况恶化下去，还有患抑郁症的风险。

同学听了挺紧张，她说自己最近脾气暴躁，容易烦躁，失眠多梦，火气又大。我叫她别担心，试试百麦安神饮吧！具体做法：小麦、百合各25克，莲子肉15克，大枣2颗，甘草6克。把上述材料分别洗净，用冷水浸泡半小时，倒入锅内，加水至750毫升，用大火烧开后，小火煮30分钟。之后滤汁，连炖2次，混合饮用。这个方子不但可治心烦易燥、失眠多梦、神志不宁、心悸气短、多汗等症，对于由心火旺盛、烦躁引起的额头纹也有改善作用。不过要注意的是，脾胃虚弱、常拉肚子的人不宜服用。

小麦甘凉，养肝补心，除烦清热，《黄帝内经》有云："心病者，宜食麦。"因思虑过度、心血暗耗引起的心情烦躁，服用小麦可以起到很好的养心缓急作用。甘草甘平，补养心气，和中缓急，对心悸气短有疗效。现代药理发现，甘草里含有甘草素，是一种类似激素的化合物，它有助于平衡女性体内的激素含量，常用来治疗由更年期引起的心烦等症状。大枣益气和中，养心安神，它富含维生素B，可促进皮下血液循环，使面部皱纹平整，皮肤细嫩。《金匮要略》里张仲景养心安神的名方"甘麦大枣汤"就是由这几味药组成的。另外，百合滋养心阴，莲子养心益肾，这几味药合用，有益气养阴、清热安神的功效。注意，这个方子不适合长期服用，只适合心阴虚时，也就是心火旺盛、心情烦躁时饮用，早晚各服用1次，连服3～5天即可。

老同学听了我这个偏方，第二天晚上就开始动手做，连喝了3天，感觉不烦躁了，心情也舒畅了。我叫她停服，并嘱咐她以后要注意饮食营养，多补充含核酸、骨胶原、维生素等物质的食物，多吃鸡皮、鸡骨、猪皮、新鲜蔬菜水果等。同学按我的吩咐食疗加按摩，半年后她惊喜地发现，自己额头上的皮肤越来越光洁细腻，再也不用遮遮掩掩，可以大大方方地秀出额头了！

42. 每天几颗甜杏仁，眉间皱纹去无踪

难题：眉间皱纹

很老很老的老偏方：

①每天吃5～10粒甜杏仁。也可取杏仁100克，冰糖适量，水适量。杏仁去壳，用温水浸泡1小时后，放进豆浆机或者榨汁机中，按照杏仁和水1:4或者1:5的比例加水，充分搅拌打碎。打好后过滤，将杏仁露倒进锅子里，用小火慢慢煮，加入适量冰糖，煮开后马上关火，最后漂走漂浮在表面的泡沫，凉后饮用，每周喝几次，坚持2个月。

②经常从眉头中央向两边水平方向按摩，每次按摩3～5分钟，每天3～5次。

在两眉之间的皱纹俗称恼怒纹，因为看起来很像“川”字，所以也被称作川字纹。眉间纹的形成主要是由于皱眉肌和降眉肌长期运动的结果，生气或全神贯注地沉思时，就会出现这种纹路。常来我门诊看病的陈女士，这几年两眉之间的皱纹就越来越明显了。

陈女士是一家企业的主管，烦心事特别多。有一次，她说想去试试注射肉毒素，把那给人衰老、凶悍感觉的眉间纹去掉，问问我的意见。我告诉她，局部注射肉毒素祛除眉间纹，主要是通过麻痹神经、降低局部肌张力及肌肉运动度来减轻皱纹的。这种方法见效快，但并不持久，一般只能维持半年左右，之后又得去注射，再说还可能有副作用。

像陈女士这种操劳过多的人，长期处于紧张或重压之下，总是

愁眉不展，若不从内部调理，就算用高科技祛掉了眉间纹，也是很快又会出现新的皱纹的。那该怎么办呢？我建议她每天吃5～10粒甜杏仁。甜杏仁被誉为最佳的神经食粮，过度使用神经而疲惫不堪的人，吃点甜杏仁不但能舒缓神经，还有淡化眉间纹的作用。

在我们的两眉中间，有一个重要的穴位，叫做印堂。那些算命的江湖术士，见到一个人愁眉苦脸经过时，常会拉住那人的衣角说："我看你印堂发黑，要不要帮你算算？"然后再根据印堂的气色判断这个人未来的运程。你说算命的人瞎说嘛，有时候还真被他说中了。要知道，印堂是一个人精气元神聚集的地方，这里一旦气色不好，年纪轻轻长皱纹，就意味着你的身体状况不佳。身体不好，运程也不会明朗。

从中医经络学的角度来说，在印堂周围、两眉之间这个部位，是我们的肺部反射区。一个人常愁眉苦脸、忧思过度，必然会伤肺，肺功能不好，会影响脸部的血液循环，作为肺部对应反射区的眉间最能体现出来。这部分的皮肤由于水和营养供应不足，最初会干燥易起皮屑，再加上眉头反复紧锁的习惯动作，眉间纹就这样"华丽"地出现了！根据这个来推测，林黛玉如果多活几年，百分之百会生出眉间纹。

说甜杏仁有助于祛眉间纹，主要因为它有润肺、平喘的功效。《本草便读》记载："甜杏仁，可供果食……用于虚劳咳嗽方中，无苦劣之性耳。"也就是说，吃甜杏仁会增强肺功能，从而使眉间部位的血液循环顺畅，养分供应充足，皱纹自然会淡化。

从现代医学的角度说，甜杏仁富含蛋白质、微量元素和维生素，如铁、锌及维生素E。据相关资料显示："100克杏仁与100毫升牛奶相比，钙高出3倍，钾高出4倍，磷高出6倍。杏仁所含蛋白质高于一般谷类作物2倍以上。"研究发现，甜杏仁不仅对于因伤风感冒引起的多痰、咳嗽、气喘等症状有疗效，它所含的脂肪是一种对心脏有益的高不饱和脂肪，适量吃还有预防心脑血管疾病和癌症的作用。

科学研究还表明，甜杏仁能促进皮肤微循环，使皮肤红润光泽。

杏仁的吃法很多，如果不嫌麻烦，还可以偶尔喝点杏仁露，有降脂养颜、润肺止咳的功效。具体做法：取杏仁100克，冰糖适量，水适量。将杏仁去壳，用温水浸泡1小时后，放进豆浆机或者榨汁机中，按照杏仁和水1∶4或者1∶5的比例加水，充分搅拌打碎。打好后，用细纱布将杏仁碎粒和大颗粒过滤掉，过滤好的杏仁露倒进锅里，用小火慢慢煮，加入适量冰糖，煮开后马上关火，最后漂走漂浮在表面的泡沫，凉后即可饮用。

当然，养肺又美容祛皱的东西很多，比如银耳、百合、木瓜等都可以多吃。此外，我还提醒她，平时应该有意识地避免皱眉，并经常从眉头中央向两边水平方向按摩，每次按摩3～5分钟，每天3～5次，对于眉间纹有改善作用。

现在有一种电波拉皮祛皱纹的方法，其原理是利用电波能量提高真皮层的温度，刺激真皮层收缩、拉紧皮肤并促进胶原质产生。说白了就是利用电波能量促进局部血液循环，使皮下组织再生修复。按摩眉间部的作用与电波拉皮有异曲同工之妙，当然效果不如电波拉皮明显，但只要长期坚持就肯定能见效。再说，相比电波拉皮，按摩法安全无副作用，不会出现由于高温而引起的红肿症状，更不用担心皮肤变得脆弱、容易晒伤过敏。

43. 做眼保健操，祛除难看的眼下皱纹

难题：眼下皱纹，眼袋，黑眼圈

偏方：

①分别按压眼周的睛明穴、承泣穴、瞳子髎穴，每穴按压5～10次。也可以沿着眼睛周围按摩几圈。

②将银耳熬成浓汁，然后装入小瓶进行冰镇，每次取3～5滴，涂在眼角、眼周。每天1次，坚持1个月。此后每周1次，可预防皱纹生成。

眼睛部位是很容易长皱纹的，这主要是因为眼部的皮肤薄，是普通皮肤的1/10，缺乏弹性纤维和胶原结构，脂肪含量少，所以特别容易干燥，对外界刺激很敏感，容易形成皱纹。

当我还是实习生时，带我的女医生，人已经四十好几了，眼下的皮肤却还很细嫩。后来我发现，她一有空就按脸上的穴位，根据我的观察，她按的正是睛明、承泣、瞳子髎这几个穴位。怪不得她眼下的皮肤比同龄人看起来好多了，原来秘密在这儿。

为什么按这几个穴位可以防治眼下皱纹呢？我来分析分析。

我们眼下的部位其实是肝肾的反射区，眼睛下部的皱纹，暗示着肾脏和膀胱排出体内毒素的能力。如果肝肾功能不佳，排毒不畅的话，会导致眼下部位的血液循环不佳，就很容易出现黑眼圈、眼袋、皱纹等。看看那些长期熬夜导致肝火旺盛、肾水不足的人，就常常出现眼周细纹。另外，眼下的某些特殊纹路也很可能暗示着某种疾病，如果眼睛下面出现半月形皱纹，可能是肾、膀胱和心脏有

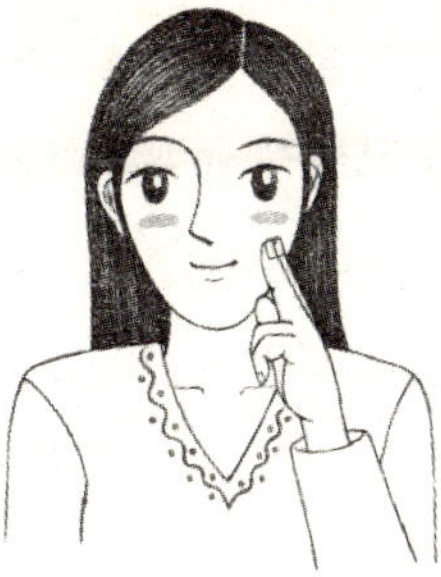

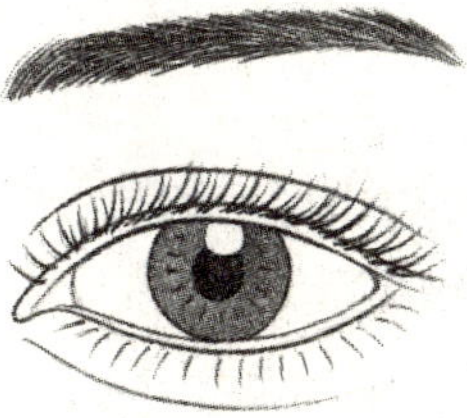

经常揉按这几个穴位，能祛除眼下皱纹和黑眼圈。

问题的征兆。

常常按摩睛明、承泣、瞳子髎这几个穴位，可以防治由肝肾问题引起的眼周纹。睛明穴不难找，就在内眼角稍上方的凹陷处。这个穴位是太阳穴膀胱经的第一穴，体内膀胱经上行的气血，就是这个穴位的气血来源。膀胱经的气血通过这个穴位提供给眼睛，从而维护眼睛的视力功能，使眼睛变得明亮清澈。

承泣穴在脸部的瞳孔直下方，也就是眼球与眼眶边缘之间。这个穴位是治疗眼疾非常重要的穴位之一，胃经体内经脉气血物质正由这个穴位而出，所以按摩这个穴位可以起到畅通经络的作用。

至于瞳子髎穴，就在眼睛外侧1厘米处。“瞳子”是指眼珠中的黑色部分，而“髎”是孔隙的意思。这个穴位是胆经在头面部的第一穴，指压这个穴位也可以促进眼部血液循环，改善常见的眼部疾病，如近视、眼干、目赤肿痛等，更重要的是，还可以祛除眼角皱纹。

总之，坚持按摩上述几个穴位，能疏通经络，调理气血，改善局部血液循环和神经营养，并能减轻眼肌紧张和疲劳，改善眼的调节功能，从而起到防治多种眼疾以及眼周细纹的作用。按摩时要注意一下方法，首先用食指按住脸部双侧的睛明穴，然后用食指垂直按压眼眶下承泣穴，最后用食指按压双侧瞳子髎穴。按压每个穴位时，每秒强按压1次，每个穴位按压5～10次。坚持按摩，肯定能淡化眼周细纹和黑眼圈。

除了按这几个穴，还可以按按四白穴、攒竹穴、鱼腰穴，对眼部皱纹也有很好的作用。其实，按摩时根本不需要记住哪个穴位，像我们常做的眼保健操，沿着眼睛周围轻轻揉按一圈，然后按摩一下眉毛及眉毛上方部位就可以了。

为了使眼睛下的细薄皮肤不过早松弛、长细纹，我建议大家平时要保持充分的睡眠及心情愉快，多饮水，多吃含维生素的食物，可促进肝肾的排毒功能。另外，还可试试做银耳眼膜：将银耳熬成浓汁，然后装入小瓶进行冰镇，每次取3～5滴，涂在眼角、眼周。每天1次。这个方子可润色祛皱、增强皮肤弹性。银耳含有胶原蛋白，还含有蛋白质、脂肪、多种氨基酸、矿物质及肝糖等，用银耳汁外敷，可及时补充眼部所需养分。

44. 自制眼膜祛鱼尾纹，笑得更灿烂

难题：鱼尾纹

偏方：

①取紫花地丁、菊花各9克，赤芍6克，将药材用冷水浸泡30分钟，然后加水煎。可以用来喝，也可以过滤取汁用面膜纸蘸取敷在眼部，15分钟后洗净即可。每周1～2次。

②将食指或中指按在双眼两侧，轻轻闭上双眼，同时用中指或无名指撑住眼皮，当眼皮垂下时，手指缓缓地朝两旁耳朵方向拉，从1数到5，然后松手休息。重复上述动作6次。

今年春节，我回老家探亲，在车上遇到一个二十来岁的女孩子。这个女孩子一路上有说有笑，说起话来没完没了。我倒是挺喜欢这种爱笑的女孩子的，就夸了她几句。哪知道她谦虚地说了句："笑太多不好啊，你看，我鱼尾纹都出来了！"

我仔细一看，她的眼角确实有淡淡的细纹，眼下皮肤也有清晰可见的皱纹，笑的时候更严重。不过她带着近视眼镜，不特意去观察是看不出来的。那么，她的鱼尾纹真的是笑出来的吗?

当然不是！具体原因我来分析分析。大家都知道，我们眼睛四周的皮肤是非常薄嫩疏松的，缺乏防止干燥和保持弹性的脂肪组织、胶原蛋白和弹力纤维，再加上每天需要眨眼上千万次，这种不断重复的挤压动作，很容易让眼角最先出现细小的褶痕，就是我们常说的"鱼尾纹"。如果鱼尾纹只是在笑的时候出现，不笑的时候就消失了，其实是一种假性皱纹。随着年龄的增长，眼部皮肤的营

养成分会逐渐流失，真皮层胶原蛋白、弹性纤维的性能会降低，弹性也会逐渐减弱，最终造成皮肤松弛起皱，到那个时候，假性皱纹就会变成真性皱纹，要想去掉就很难了。

那个女孩听了我的话，问我要不要买眼霜护理一下。我说可以，不过要会选，眼霜用不好的话，很容易起脂肪粒。我倒有个比较安全有效的方法：取紫花地丁、菊花各9克，赤芍6克，将药材用冷水浸泡30分钟，然后加水煎。可以用来喝，也可以过滤取汁用面膜纸蘸取敷在眼部，15分钟后洗净，每周1～2次。最好使用砂锅煮药，不要用金属锅，以免产生化学反应。

我之所以介绍她用这个方法，是因为我发现她眼睛里有点红血丝，这是肝火旺盛引起的，至于她的鱼尾纹，也很可能跟肝有关。要知道，眼睛是肝脏的窗户，眼角部位是肝胆的反射区，如果肝郁化热，脉络不通，眼部血液不畅，不但会使眼睛疲劳、干涩、视力下降，还会造成眼周皮肤干燥，长期如此，肯定会长皱纹。

上面那个方子原本是用来治疗眼睛红肿、疲劳、眼干症的，它的原理主要是通过调养肝脏，加速眼部皮肤血液循环，使双眼明亮动人，也能起到淡化鱼尾纹、眼周纹的功效。菊花以清肝明目著称，现代药理证明，它确实具有疏风、清热、明目、解毒的功效；紫花地丁性寒味微苦，归心、肝经，能清热解毒、凉血消肿；赤芍性微寒，归肝经，也有清热凉血、活血祛瘀的功效。这三味药配在一起，可以散风清热、平肝明目，打通脸部的经络，促进眼部血液循环，从而起到淡化鱼尾纹的作用。

不过上述方子药性寒凉，不能长期喝，只适合在肝火旺引起眼睛干涩、目赤肿痛等症状时喝一点。外敷的方法可以每周进行1～2次，坚持会见效。我告诉她，如果怕药太寒凉，可以喝菊花枸杞茶代替，相对上述方子，没那么寒凉，用菊花枸杞茶熏眼也同样有淡化鱼尾纹的功效。

另外，我还建议她按摩一下眼角部位，首先将食指或中指按在双眼两侧，轻轻闭上双眼，同时用中指或无名指撑住眼皮，当眼皮垂下时，手指缓缓地朝两旁耳朵方向拉，从1数到5，然后松手休息。重复上述动作6次。这个方法也可以促进眼角局部血液循环，起到淡化细纹的效果。

这个女孩子听了我的方法后，决定试试。下车时，我们交换了联系方式。一个月后，她惊喜地打电话告诉我，自从用了我的方法后，她的眼睛水润了，眼角部位也没以前干燥，鱼尾纹也淡化了。

45. 法令纹不难消，多喝四君子汤

难题：法令纹

很老很老的老偏方：

①取人参、黄芪、白术、茯苓各10克，用水冲服即可。每天喝1次，7天为一疗程。

②取黄芪15克，党参10克，大枣30克，粳米100克。黄芪、党参煎水取汁，与大枣、粳米一同熬粥食用。

③双手交替由下巴按摩到耳根部，然后用拇指点按颊车穴1～2分钟，每天坚持按摩2～3次。

八字纹也叫法令纹，也就是在鼻翼两边延伸下去的两条纹。这两条纹看起来常给人一种衰老、严厉的感觉。面相学则认为，法令纹象征法制命令、统御威严，有这种纹路的人，具有领导威严，有事业工作运。我不太赞成这种观点。从医学的角度说，身体上的所有特征，只反映身体内部情况，与命运无关。不过身体的一些特征，确实反映了人的某种性格和生活状态，预示了人生的某种发展趋势。

法令纹是岁月留下的纪念品，但它的产生不完全是年纪大的缘故。当然，你可能说笑得太夸张，也会加深法令纹，但这也不是法令纹形成的主要原因。年纪轻轻就有法令纹，很有可能是身体出现病态的一种征兆。

中医认为，法令纹生成主要与脾胃有关。“脾为后天之本”，脾胃主肌肉，法令纹正好处于脾胃在面部的反射区，一旦脾胃运化

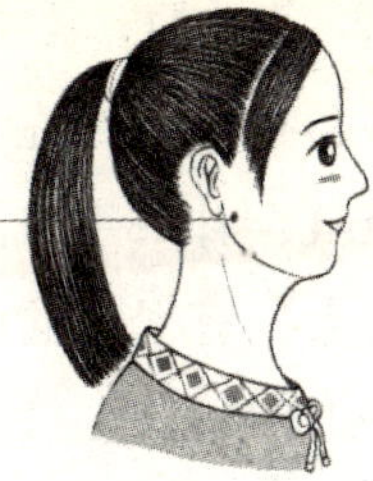

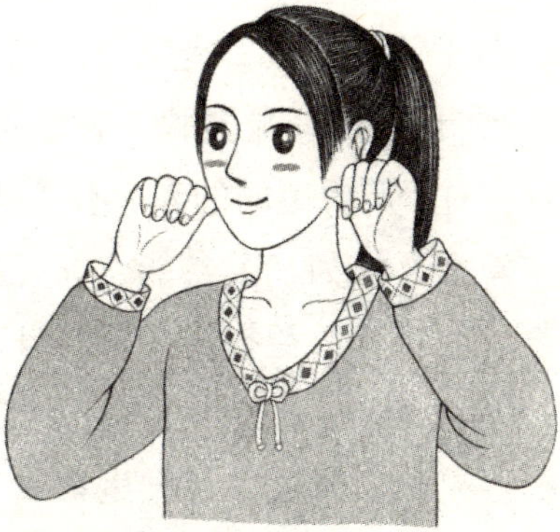

按摩颊车穴，消除法令纹。

功能失常，气血不能及时滋养法令纹部位，法令纹就会变得很明显。通常脾胃不好的人法令纹形成得比较早，另外，一些工作压力较大、生活奔波劳碌、饮食不规律的人，法令纹也会比较深。也难怪面相学会认为，这种玩命工作熬出法令纹的人有事业运。

我的一位高中同学，她二十来岁就有了法令纹，她当时患有肠胃病，经常拉肚子。后来她工作后，法令纹竟然逐渐淡化了。她说自己也不知道怎么祛掉的，她只记得去一位老中医那看肠胃病，老中医介绍她喝四君子汤。喝了一段时间，她的胃口好转，肠胃病不再犯，调养了一两年，皮肤好了，法令纹也跟着消失了。

虽然我那同学并不是冲着法令纹才去看医生，但不得不说，四君子汤确实是祛法令纹的好方子。四君子汤是著名的古方，是从《伤寒论》中的“理中丸”脱胎而来，主要由白术、人参、甘草、茯苓组成，后世有很多补脾方子都在这个基础方上演变而来。我那同学喝的四君子汤，也是经过老中医改良过的，把甘草换成了黄芪。具体方法是：取人参、白术、黄芪、茯苓各10克，用水冲服。同学说老中医告诉她，这个汤有补中益气、补气生血的功效，对于食欲不佳、脾虚常拉肚子、脸色萎黄的人，有很好的治疗效果。她听了回去就老老实实喝了，到现在还不知道是什么原理呢。

这个方子的原理并不难理解。方中的人参味甘性温，益气补中，是君药；白术健脾燥湿，是臣药，跟人参搭配在一起，有益气健脾的功效；至于茯苓渗湿健脾，黄芪补元气，四味都是平和之品，不温不燥，对于脾胃虚弱的人大有益处。

《神农本草经》认为，人参能“补五脏，安精神，定魂魄，止惊悸，除邪气，明目开心益智，久服轻身延年”。现代研究发现，人参主要含有人参皂苷、人参活素、少量挥发油、各种氨基酸和肽类、葡萄糖、果糖、果胶以及维生素B_1、维生素B_2、烟酸、泛酸等，具有保肝、调节心血管功能、兴奋造血系统功能等作用，可以抗疲劳、抗氧化、抗衰老。

人参确实是好东西，特别适合身体虚弱、气血不足、贫血、神经衰弱的人，不过有热证、湿热的人吃了会上火，而且它的价格昂贵，不是普通人能长期吃的。那么有什么方法适合普通大众补脾胃、美容祛皱呢？我推荐另一个方法，参芪大枣粥：取黄芪15克，党参10克，大枣30克，粳米100克。黄芪、党参煎水取汁，与大枣、粳米一同熬粥食用。

这个方子中黄芪、党参补脾益气，大枣养血美容，对脾虚气弱、体倦乏力、食欲不振或容易感冒的女性尤其适合。黄芪性微温，古代医家说它“益元气而补三焦”，称之为“补气诸药之最”。《本草汇言》记载：“黄芪补肺健脾，实卫敛汗，驱风运毒之药也。”现代研究发现，黄芪能扩张冠状动脉，促进机体代谢，改善心肌供血，提高免疫功能，此外，它还有延缓细胞衰老的作用。而党参呢，同样具有增强免疫力、扩张血管、改善微循环、增强造血功能等作用；与人参相比，党参补气的功效虽没有人参强，但它味甘性平，普通人食用不容易上火，是平补的良药。

当然，祛法令纹除了食疗，最好配合外部按摩治疗。比如按摩颊车穴，方法很简单，首先双手交替由下巴按摩到耳根部，然后用拇指点按颊车穴1～2分钟，每天坚持按摩2～3次。

颊车穴在下颌角前上方约一横指处，也就是当咀嚼时咬肌隆起最高点处。这个穴位名取得还蛮有意思，“颊”就是面颊，而“车”指运载工具，之所以叫这么奇怪的名字，是因为这个穴位有运送胃经的五谷精微、气血到头部的作用。从现代医学的角度说，按摩这个穴位能促进下颌部的淋巴和血液循环，起到减轻法令纹的作用，有法令纹的女性不妨一试。

46. 自制中药面膜，干纹细纹能抚平

难题：干纹，细纹

偏方：取当归、黄芪、白芷各6克，三七粉3克。将上述药材研成细末，取5克药粉加入3毫升左右的蜂蜜，再加适量水调匀涂在脸上，避开眼睛和嘴唇周围，30分钟后用温水洗净。每周做1～2次，3个月后见效。

有人说，女人前半辈子都在忙着结婚生孩子，后半辈子则在和岁月抗争，这话道出了不少女性的心声。女人一上了年纪，干纹、细纹就会在不知不觉间出来了，这皱纹不但自己看了难受，连身边的人也会嫌弃。

有一次，邻居家的吴太太过来找我，神情有点诡秘。吴太太42岁了，孩子还在读小学。前几天，她打扫卫生时不小心翻到了孩子的日记，就好奇地看了看，日记里说出了个惊人的秘密。原来孩子嫌弃她样子显老，不愿意让同学知道自己有这样一个妈妈，也不敢带同学来家里玩，这次快开家长会了，孩子正犯愁，说不希望妈妈去参加，因为同学的妈妈既年轻又漂亮。吴太太看了，心里很难受，连孩子都嫌弃她，她老公就更不知道怎么想了。

我听了吴太太的话，感叹现在的孩子怎么这么看重外表啊，吴太太说，这不能怪她家孩子，她小时候也希望自己有个漂亮的妈妈，要怪就怪自己平时太不注重保养了。她问我有什么方法可以去掉皱纹，于是我推荐她试试中药祛皱美颜敷：取当归、黄芪、白芷各6克，三七粉3克。将上述药材研成细末，取5克药粉加入3毫升左

右的蜂蜜，再加适量水调匀涂在脸上，避开眼睛和嘴唇周围，30分钟后用温水洗净，洗完后再涂上橄榄油或面霜就可以了。

我还嘱咐吴太太，一定要注重内外兼顾进行调理，切忌劳累，有空多做做运动。饮食上应多吃富含维生素A、C、E、B_6的果蔬，但也不要完全偏向素食，因为肉类含有祛除皱纹的营养成分，如蛋白质、胶原蛋白等，每餐三分肉七分菜的搭配最好。吴太太点了点头，回去后好好吃饭、运动，并按照我的偏方每周做2次，3个月后，她的皱纹果真淡化了不少。她再坚持了半年，皱纹就彻底扫平了，现在她家孩子不再为妈妈而自卑了，还大大方方把她介绍给同学呢。

这个方子为什么有美容祛皱的功效呢？先说说当归。中医有句名言“十方九归”，当归是中药配方中出现率很高的药物，以养血活血化瘀著称，现代很多中药面膜也含有当归的成分。日本药学家发现，当归热水提取物可增强人体免疫功能，对抗衰老有特殊意义。还有研究发现，当归的水溶液有极强的抑制酪氨酸酶活性的作用，可以淡化各种色斑。

至于其他药物，也有美白祛皱的功效。黄芪内服可调理气血，现代研究发现，黄芪含有多糖及微量元素，内服可增强抗病能力，外敷能在一定程度上促进皮肤细胞新陈代谢速度，激活表皮细胞，营养肌肤，防止细纹的产生。白芷除了具有镇痛、抗炎等作用，还能改善局部血液循环，淡化黑色素，促进皮肤细胞新陈代谢，起到美容的作用。而三七呢，也有活血化瘀的作用，外敷可促进皮肤血液循环，让皮肤自然美白，增加皮肤弹性和光泽。总之，这款面膜有淡化皱纹和色斑的功效，方中的几味药合用能改善气血循环，令面色红润富有光泽、白里透红。

要注意的是，面膜不能天天做。是药三分毒，面膜也不例外，天天做面膜会降低皮肤自身的免疫能力，皮肤的抗菌能力、抗晒能力、抗敏能力也会受到影响，通常隔3～4天做1次就可以了。由于当归有感光性，使用这款面膜后不要立刻晒太阳，使用前最好先在手腕内侧做过敏测试，20分钟左右如无过敏反应再使用。

上述方子适合干性皮肤，皮肤偏油性的话，可以用水来代替蜂蜜。如果皮肤容易过敏最好不要用，可以试试一个食疗方子——当归羊肉羹：羊肉500克洗净入锅，另取当归、黄芪、党参各25克，用纱布包好放入砂锅中，加水适量。文火煨炖至羊肉烂熟，加入调料即可。这个方子对各种血虚、气血不足引起的皱纹有改善淡化的作用，每个月吃3～4次，有强身壮体、抗衰老、美容养颜的功效。

47．土豆泥祛颈纹，昂首抬头更自信

难题：颈纹

偏方：

①在脖子上涂一层薄薄的护肤霜或橄榄油，从下向上，用指腹轻轻画圈按摩。按摩时最好连带锁骨到胸口的部位，重点按摩指压天突穴，顺时针、逆时针各8圈。

②将土豆削皮煮熟，捣成糊状，加1匙植物油和鸡蛋清搅匀，趁热涂敷。每周1～2次，坚持2个月可见效。

颈部是皮脂腺和汗腺分布最少的地方，这个部位皮肤的厚度只有脸部的2/3，如果缺乏适当的护理，再加上不经意中无数次抬头、低头的动作，时间一长，颈部表皮很容易因挤压而出现颈纹。但是很多人往往花很多心思注意面部护理，却忽视了颈部，所以颈部也是最容易暴露一个人真实年龄的地方。

我学医时认识的一位女老师，已经四十多岁的人了，脖子的皮肤依然白皙细嫩。我很好奇她的保养方法，后来才知道，这位女老师每天晚上都会坚持按摩颈部。就是在颈部上涂一层薄薄的护肤霜或橄榄油，从下向上用指腹轻轻画圈按摩即可。这样做能防止皮肤干燥，促进血液循环，改善皮肤新陈代谢，有助预防颈纹。

当时这位老师还告诉我，按摩时最好连带锁骨到胸口的部位，以及脸部、头皮一起按摩，效果更好。可以重点按摩指压天突穴，顺时针、逆时针各8圈。天突穴位于颈部，两锁骨中间，胸骨上窝中央，是人体任脉上的主要穴道之一。天气干燥、嗓子发痒、咳嗽不

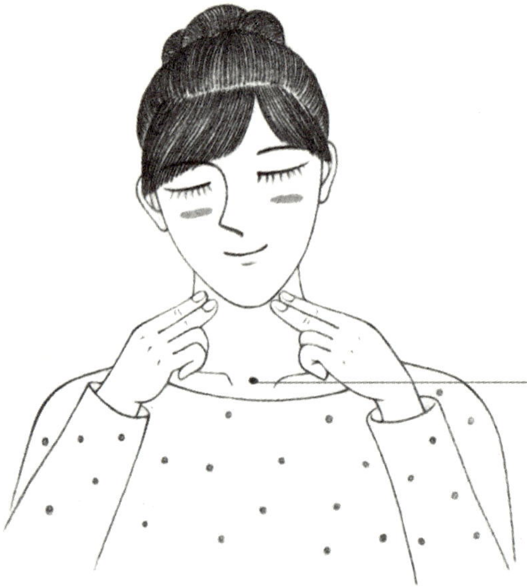

颈部肌肤不可忽视，按摩能让颈部白皙细嫩。

已、颈部皮肤干燥时，按压这个穴位可以止咳，长期坚持按摩，还可刺激甲状腺，促进新陈代谢，预防颈纹。

另外，她还有一个保养颈部的方法，就是用土豆泥外敷。将土豆削皮煮熟，捣成糊状，加1匙植物油和鸡蛋清搅匀，趁热涂敷。每周1～2次，坚持一段时间，可使颈部细腻嫩白。

我得知了这个方法后，也介绍给很多朋友用，结果很多人用了之后都说效果不错。土豆确实能美容养颜，许多爱美的女性都知道用土豆片外敷眼睛，可以消除黑眼圈。没学医之前，我也不知道土豆有这种功效，后来才知道土豆还可以美白肌肤。

现代药理发现，土豆含有一种叫做胆碱烷衍生物茄碱的物质，能促进血液循环、活血化瘀。它还含有大量的淀粉，具有吸水作用，能保护角质层，锁住水分，使皮肤保持弹性。如果皮肤发炎肿胀，它还有消肿的功效呢。此外，土豆富含维生素，可以促进皮肤细胞生长，抑制黑色素生成，起到美白嫩肤的作用。至于植物油和蛋清，也含有各种营养物质，可以给干燥的皮肤补水保湿，提供养分。

颈部油脂分泌较少，胶原蛋白含量也较少，因此，除了上述方法外，我建议有颈纹的朋友多吃猪皮、猪蹄，以及乳类、蛋类等食物，这些食物含有胶原蛋白，可给皮肤提供养分。

另外，还要多吃富含维生素A、C、D、E及胡萝卜素的食物，比如坚果、鱼类、水果蔬菜等。德国《皮肤病专家》杂志刊登的一项研究结果表明，吃大量水果和蔬菜的人，皮肤上的皱纹明显比一般人要少得多。这是因为自由基是导致皮肤过早老化的主要因素，多吃西红柿、胡萝卜、红辣椒和羽衣甘蓝等含有大量抗氧化剂的食物，可以抵制自由基对皮肤的破坏，有效防止皮肤老化，预防皱纹。所以啊，各位爱美的女性不妨从食物入手，认真吃好三餐，脸上的皱纹、颈纹都不是问题。

第六章

其他美容老偏方，护肤难题一扫光

做漂亮女人不难，巧用方法，任何难题都能解决。

爱美是女人的天性，自古有“女为悦己者容”之说，每个女人都希望成为众人眼中一条亮丽的风景线。但是在日常护肤过程中，除了美白、补水、祛痘、祛斑、除皱几大护肤难题外，我们还会遇到其他各种各样的美丽障碍，也同样令我们头疼不已。

别灰心，本章收录了多种安全有效的老偏方，对护肤、美甲、美发等分别都有不错的功效，相信您用了之后会更加自信，不管到哪里都光彩照人。

48. 毛孔粗大如橘皮，巧用酸奶紧肤质

难题：毛孔粗大

偏方：将酸奶与蜂蜜按照3:1的比例混合均匀，敷在面上，约15分钟后清洗干净。每周敷1～2次，2个月后可见效。

注意：如果是油性皮肤，直接敷酸奶就可以了，不用再加蜂蜜。

王女士常来我的门诊看病，有一次她向我抱怨说，她老公是个大烟枪，每天都要抽两包烟，家里总是乌烟瘴气，为了这个事儿俩人常常吵架。上了班，自己那个部门的领导也喜欢抽烟，一整天都坐在烟雾浓重的办公室里。两头儿的环境都这样，她常常觉得喉咙不舒服，感冒比较勤。最近她发现自己皮肤粗糙，毛孔也变大了，真不知道是不是这二手烟害的。

我告诉她，二手烟不仅对肺不好，对皮肤也确实有损害。烟气中的有害物质进入到人体皮肤中，会加速肌肤老化，使皮肤干燥、粗糙。近年来，我发现吸烟的女性也在增加，直接吸烟和吸二手烟一样，都是皮肤的杀手。简单来说，抽烟会直接影响肺功能。在中医看来，肺主皮毛，有一个不健康的肺是不可能拥有好皮肤的。吸烟会让血管收缩，血液循环减慢，使代谢出现严重的障碍。养分无法顺利地送达皮肤细胞，就会造成皮肤干燥、老化、长斑等等问题。

王女士听了我的话，不禁又是一通埋怨，说自己回去一定要把医生的话转述给老公。我笑着告诉她，如果单从毛孔变大这方面来

看，环境当然是一方面的原因，但最重要的原因还是自己。

年轻人毛孔粗大，一方面是因为油脂分泌过剩堵塞毛孔，再加上清洁不当引起的，另一方面是因为皮肤缺水，毛孔周围的细胞缺水收缩，角质干燥、粗糙引起的。上了年纪后，毛孔也会比较显眼，这是因为年纪大了，人体新陈代谢变慢，血液循环不顺畅，再加上支撑皮肤的胶原蛋白逐渐流失，皮肤不像过去那样紧致，毛孔逐渐显露了出来，这时再想收敛就很难了。

王女士的毛孔主要是皮肤缺水干燥形成的，还是有办法搞定的，我建议她自制酸奶面膜外敷试试，将酸奶与蜂蜜按照3∶1的比例混合搅拌均匀，敷在脸上，大概15分钟后清洗干净即可。酸奶是做面膜的好材料，它含有丰富的乳酸，能有效滋润皮肤，使肌肤光滑细腻；它所含的维生素A、维生素B，能有效阻止细胞内的不饱和脂肪酸氧化和分解，延缓衰老，增加肌肤的弹性；而它含有的维生素C，可以促使黑色素排出体外，抑制色斑形成，起到美白肌肤的作用；酸奶中的有机酸还具有很强的杀菌作用，可防止皮肤感染，晒伤后敷酸奶还可以消炎；酸奶不只可以外敷，上班族午后喝点酸奶，美容效果更佳，不仅防辐射，还可给干燥的肌肤补水保湿，起到滋润皮肤的功效。

至于蜂蜜，是面膜常用的材料，它富含天然的营养物质如单糖、维生素、酶类等，很容易被皮肤细胞吸收，不仅能收敛毛孔，还能令肌肤嫩滑，延缓或减轻皱纹。蜂蜜跟酸奶搭配在一起，对皮肤干燥引起的毛孔粗大疗效更佳。但是要注意，如果是油性皮肤，直接敷酸奶就可以了，不用再加蜂蜜，这样可以防止皮肤油腻。

我还劝王女士放松情绪，像她这样整天担心这个担心那个，会造成自己情绪紧张，甚至压抑。心情不好，皮肤的抵抗力也会下降。如果没法改变环境，倒不如改变自己，勤加保养。比如下班后多注意清洁皮肤，最好选用温和的洗面奶，避免再对皮肤造成刺激，加重毛孔粗大。像王女士这种干燥的皮肤，我建议她每天早晚清洁1次就可以了，不要洗得太勤。

此外，一定要注意饮食，平时多吃蜂蜜、牛奶、梨、柚子、金橘、萝卜、木耳、莲藕等食物，上班时偶尔喝点茶，不但能润肺生津、给皮肤保湿，还能有效防御二手烟的伤害呢！

49. 脸上死皮多，豆腐加牛奶可以去角质

难题：皮肤角质层厚，死皮多，易起皮屑

偏方：

①取嫩豆腐半块，牛奶适量，面粉1大匙。将豆腐捣烂成泥，先将面粉放入碗中，再依次加入牛奶、豆腐搅拌均匀至黏稠状。洗干净脸后，将调好的面膜均匀敷到脸上，15分钟后，用清水洗净即可。每周1～2次。

②燕麦粉加1小勺橄榄油，抹到身体有死皮的部位，如脸、手脚关节处，打圈按摩几分钟后，用水洗净。

女人到了三十岁后，脸上很容易有皮屑，摸起来有一些粗粗的感觉，这就是角质，俗称死皮，是皮肤新陈代谢的产物。正常健康的皮肤是不需要特别去角质的，但当角质代谢较慢，越积越厚，肤色看起来不均、暗沉，也不容易吸收保养品时，就需要去除早该剥落的老废角质，这样可以让皮肤看起来更洁白剔透。

去角质的方法很多，粗盐是常用的材料，不过粗盐的刺激性较强，频繁使用可能会导致皮肤干燥、脱屑，如果觉得不太容易掌握，最好选择更温和的方式。

我们科室的张医生四十多岁了，皮肤还很细嫩，她说自己很少用洗面奶之类，也从不用什么磨砂膏、去角质霜，她每周必做的护肤工作，就是用豆腐、牛奶做面膜敷脸，她说这样可以去角质，又不伤害皮肤。她的方法是：取嫩豆腐半块，牛奶适量，面粉1大匙。将豆腐捣烂成泥，先将面粉放入碗中，再依次加入牛奶、豆腐搅拌

均匀至黏稠状。洗干净脸后，将调好的面膜均匀敷到脸上，避开眼睛和唇部。15分钟后，用清水洗净就大功告成了。

张医生一般每周敷1～2次，长期坚持下来，皮肤还真的不错。这个方法的原理很简单。豆腐营养丰富、质地细滑，富含植物性蛋白质、氨基酸和维生素，还含有可以起到补水保湿作用的卵磷脂。它含有大豆异黄酮，具有与雌激素相似的功效，能抵抗肌肤的氧化，延缓衰老。加入牛奶、面粉后，功效更佳，不但可以清洁毛孔，去除堵塞毛孔的老化角质，还可以给皮肤补水美白，长期坚持，皮肤自然白皙水嫩。

除了这个方法外，我还知道一个不错的方法，就是用燕麦粉按摩去死皮。平时熬燕麦粥的时侯，留一点出来，加1小勺橄榄油，抹到身体有死皮的部位，如脸、手脚关节处，打圈按摩几分钟后，用水洗净，就可去掉死皮啦。燕麦是我们生活中常见的食品，它富含蛋白质、维生素B、维生素E等营养物质，可促进新陈代谢，降低色素的沉着，起到补水美白的功效。燕麦性质温和，一点也不会刺激到肌肤，非常适合冬天去角质。

最后提个醒，一般到了三十岁以上的年纪才会有明显的角质变厚，年轻的皮肤不建议经常去角质，每月只需要进行1～2次就足够了。角质层是我们人体的第一道天然屏障，可以防止体内营养物质的流失，如果去角质太频繁，会使皮肤变薄，皮肤的抵抗力也会下降。因此，过敏、干性、有痘痘的皮肤最好不要尝试。

50. 脸部水肿成大饼脸，常喝冬瓜玉米汤

难题：脸部松弛臃肿，大饼脸

偏方：

①取冬瓜300克，玉米1根，胡萝卜1根，冬菇（泡软）4朵，瘦肉100克，姜2片。锅中放入所有材料，煮开后以慢火煲2小时，下盐调味即可。每周喝1～2次，坚持2个月可见效。

②做吹泡泡鼓起嘴的动作，最少要坚持10秒，然后再瘪起嘴，也坚持10秒。反复做几次，可减少脸上的赘肉。

有一年国庆节，表妹从老家来找我，约好陪她一起去澳门旅游。到了那儿，表妹觉得什么都挺新鲜，尤其是望着大街上不时走过的金发美女，羡慕极了。她好奇地问我，为什么欧美人都是瓜子脸，而东方人，一眼望过去全是大饼脸呢？这个问题还真把我问住了。如果说遗传、人种差异是原因，那这个理由显然不够充分。

欧美人的脸其实比东方人的脸面积要大，只是他们的脸更立体，而东方人的脸比较平，看起来也比较"开阔"。大饼脸不外乎有三种，一种是骨架大，一种是脸部咬肌肥大，肌肉结实，可能是嚼口香糖等习惯形成的，这两种瘦下来都比较难，但是还有一种是脸部肌肉松弛，摸起来肉乎乎、软软的，这种臃肿的大饼脸，形成的主要原因是脸部代谢缓慢，废物和多余的水分停滞在脸部，不能被及时排出造成的。

从中医的角度来说，脾虚肾虚会引起身体各个部位水肿发胖，尤其是脸部最能体现出来。你看婴儿，脸都显得肉乎乎、肥嘟嘟

的，这是因为婴儿的脾胃、肝肾功能尚未健全，比较虚弱，身体代谢功能不如成人，所以脸部容易发胖。有些脾胃功能不好，或肾功能不好的成人，不管身体有多瘦，脸都是大大的，这都说明脸部肿胀跟脾虚、肾虚有密切关系。

当然，有的脸部水肿是暂时的，比如有些人晚上睡觉前喜欢喝水，就容易脸肿，过一段时间，可能会好。有的是长期形成的，比如长期吃太多盐，晚上爱吃夜宵，平时胡吃海吃，导致营养过剩，脾运化失调，或熬夜操劳导致肾虚，排水功能变弱。水肿如果一直不消，就越来越肿了。这种肾虚、脾虚引起的虚胖，采取饥饿疗法、拼命吃泻药减肥，或饮食上长期偏向素食，只会把脾、肾搞得更虚弱。很多人对这个原因不了解，拼命地吃寒凉的食物排毒减肥或长期节食，结果不但减不了肥、瘦不了脸，整个人还更肿了。

我表妹就是个大饼脸，但她的身体并不胖，所以她很纠结，不知道怎么样才能把脸给瘦下来。我告诉她，像她这种婴儿肥的脸型是典型的由脾虚、肾虚引起的，治疗时别光顾着“排”和“减”，还要“补”和“通”，补好内部脏腑，增强它们的排泄能力，促进脸部血液循环才是正道。

我建议她食疗，边排边补，先吃点祛湿利水的食物，促进身体的排泄功能，比如多喝点冬瓜玉米汤等。冬瓜和玉米都是去脂肪、消水肿的佳品，每周喝几次冬瓜玉米汤，持续喝1～2个月，对去水肿很有效。冬瓜以清热祛湿、利尿消肿而著称，它含维生素C较多，且属典型的高钾低钠型蔬菜，有肾脏病、高血压病、水肿病的人吃冬瓜，可起到消肿而不伤正气的作用。玉米属于粗粮，含有大量的营养物质，如碳水化合物、蛋白质、脂肪、胡萝卜素、核黄素等，具有降血脂、降低血清胆固醇、利水通便的作用，它还富含各种维生素，可以起到美容养颜、抗衰老的功效。

冬瓜玉米汤做法很简单：取冬瓜300克、玉米1～2根、胡萝卜1根、冬菇（泡软）4朵、瘦肉100克、姜2片。煮开适量水，加入所有材料，煮开后以慢火煲2小时，下盐调味即可。

除了上述方子外，赤小豆鲫鱼汤效果也不错，还有富含钾元素的各类水果，比如香蕉，也是可以消肿的。我嘱咐表妹还要多吃山药、栗子、黑木耳、牛肉、羊肉等补脾肾的食物，晚上泡脚补脾肾，增强身体的排水功能，促进全身血液循环。

表妹问我还需不需要做运动，我告诉她，那是当然的，多做做脸部运动，比如做做吹泡泡鼓起嘴的动作，最少要坚持10秒，然后再瘪起嘴，也坚持10秒。反复做几次，坚持一段时间肯定有效果。这样做主要是为了促进脸部血液循环，要知道，脸部表情僵硬，少运动，脸部的代谢缓慢，很容易让脸变肿的，所以多笑笑，多说话，多做做鬼脸都能减少脸上的赘肉。

表妹按我说的方法，坚持食疗和脸部运动，过了一段时间，发现脸真没那么“肿”了，现在，她的大饼脸已经变成了鹅蛋脸，虽然跟瓜子脸还有差距，但她已经很知足了！

51. 皮肤松弛人显老，简单按摩就有效

难题：脸部松弛、下垂

偏方：

①先将按摩膏在手上搓热，然后找到耳后凹下部位的淋巴结，用大拇指和食指按摩；接着，用手掌按住脸部，手指朝太阳穴方向，向上移动手掌，拉动嘴角的皮肤；最后将手放在腮部，稍用力向上拉动皮肤，跟第二步的动作相似。这三个步骤重复做5～6次。

②每天保证至少吃一大碗米饭。

一天，我去家附近的超市买日用品，凑巧遇到了我们小区的方太太。方太太是个多愁善感的人，这次遇到她，我看她心事重重，就开口问她怎么回事。这一问，方太太就打开了话匣子。原来方太太和老公的关系，以前一直都很好，现在老公越来越嫌弃她，从不带她去公共场所，一起并排走也离她远远的，生怕别人知道她们是夫妻。

听方太太这么说，我一回想，他们夫妻俩还真是有点儿怪怪的。说实话，方太太看起来确实比她老公老很多，这主要是因为她脸部过早松弛下垂的缘故。面部松弛、下垂，是每个女人都不愿意在镜子中见到的。

肌肤的结实程度，主要由密集而结构完整的真皮层决定的。但是随着年龄的增长，皮肤营养成分流失，真皮层里的弹力纤维对表皮层的支撑能力下降，再加上生活压力变大、紫外线的伤害、地球

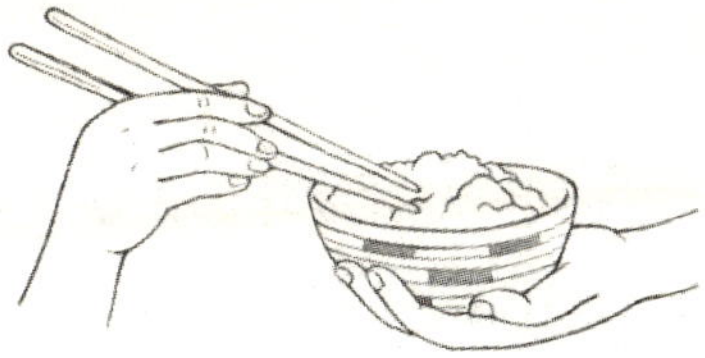

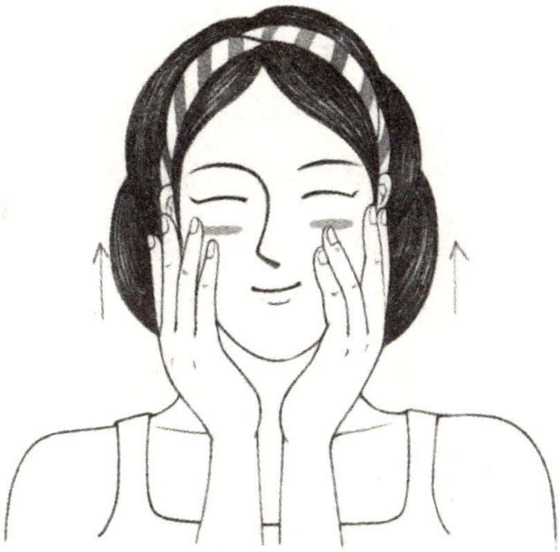

要想人不老，每天至少吃一大碗米饭。
经常做淋巴按摩，皮肤不容易松弛。

引力等诸多因素的影响，脸部皮肤很容易松弛、耷拉下垂，脸形轮廓逐渐改变。

方太太说很想去美容院，让脸部变紧致些，可是她退休工资不多，身上没什么钱。我安慰她别担心，要想皮肤变紧致，不一定要去美容院，做淋巴按摩就是个好方法。

我们耳朵后面有一个凹进去的部位，叫做耳下腺淋巴结，按摩就从这里开始。按摩时先将按摩膏在手上搓热，然后找到耳部后的淋巴结，利用大拇指和食指夹住耳朵后面，按摩上几分钟；接着，用手掌按住脸部，手指朝着太阳穴方向，向上移动手掌，拉动嘴角的皮肤；最后将手放在腮部，稍用力向上拉动皮肤，跟第二步的动作相似。这三个步骤重复做5～6次，也可以视脸部松弛情况，多做几次。

这个方法适合早上或晚上做，因为这是脸部皮肤代谢比较旺盛的时间段。脸部下垂松弛，主要是因为脸部皮肤血液循环不畅，代谢缓慢，再加上营养供应不足，胶原蛋白等物质流失严重，支撑皮肤的架子没有了，看起来自然就松松垮垮了。按摩淋巴，就可以促进血液循环，让沉积在面部的废物和多余的水分开始在体内流动，犹如开动了人体内的水泵，迅速带走面部多余的废物，同时让养分及时供应到脸部。另外，通过淋巴按摩的上提运动，可以让下垂的脸部线条整体提升，让松弛变大的脸变得紧致，恢复清晰轮廓。

我看方太太跟我说话时也一脸沉重，就叫她以后多笑笑。当我们笑的时候，脸颊肌肉与嘴角会向上提，如此一来，原本下垂的脸会在瞬间变得生动活泼。我想如果她能多笑几下，她老公肯定不会嫌她难看，再难看的脸，笑都比不笑好看。我想她老公之所以对她有了距离感，相貌只是一方面，情绪上的负面感染有可能是主要的。如果同在屋檐下的另一个人，成天唉声叹气、愁眉苦脸，换作谁都会觉得压抑吧。

在交谈中，我还发现方太太为了减肥，平时几乎不吃米饭，偏爱水果蔬菜，这也可能是她脸部下垂松弛的原因之一，这种饮食习惯会让她的体质偏向气虚。气虚包括脾虚、肺虚、肾虚等。从中医的角度来说，脾主肌肉，脸部肌肤松弛与脾关系密切。脾虚还会引起食欲不振、神倦乏力，严重的甚至会引起内脏下垂、脱肛、子宫下垂等后果。而脾一旦不好，肾虚、肺虚就跟着来了。肺虚会让人变得少气懒言、易出虚汗，肾气虚则腰酸背痛，脸部浮肿变形，皮肤会变得松垮。

所以，脾脏是我们每个女人都必须要重视的脏器，补气先补脾。五谷杂粮是好东西，脾胃健康就靠它们。长期不吃米饭，只吃寒凉的菜，相当伤脾胃。大米是五谷中补脾效果最好的，自古以来就是东方人的主食，又称“稻米”，主要分为籼米、粳米、黏米几种。大米脂肪含量低，还富含维生素、谷维素、蛋白质、花青素等营养成分，不但能健脾养胃、平和五脏，改善中气不足、疲倦乏力的症状，还能使肌肤光滑细腻、充满弹性。女人一定要每天都吃米饭，就算要减肥，每天也要至少吃一大碗，不然瘦下来，脸颊、胸部都下垂了。

我强调米饭重要，不代表不需要吃别的。一定要改变靠单一食材补身体的观念。补气的食物太多了，如土豆、红薯、红枣、蜂蜜等等，这都得吃。另外，还要适量吃点肉，肉是胶原蛋白的主要来源，不吃就等着皱纹提早来报到吧。

方太太听完我的话，回去决定调整饮食，勤加按摩，坚持了半年后，她那张松弛下垂的脸还真的有了起色。现在的方太太，笑容比以前多了，跟她老公并排站在一起，一点也不显老呢！

52. 枸杞桑葚粥，彻底消灭黑眼圈

难题：黑眼圈

偏方：取枸杞子5克，桑葚5克，山药5克，红枣5颗，粳米100克，一起熬成粥食用。每周喝2～3次，坚持 2 个月可见效。

大家都爱把黑眼圈比喻成“熊猫眼”，其实黑眼圈并不完全是黑色的，如果你细心观察会发现，年轻人常见的黑眼圈是青色的，这是由于睡眠不足、眼部血液循环不佳、微血管的静脉瘀血产生的。对于这种黑眼圈，很容易搞定。爱美的女性应该都知道，将土豆切片，贴在黑眼圈部位约5分钟，或者用化妆棉蘸上茶叶水在眼圈附近涂擦，都可有效减轻黑眼圈。

还有一种黑眼圈是茶色的，这种是青色黑眼圈的升级版，是由于长期血液循环不畅、代谢废物日积月累而成，想要去掉不是一件容易的事情。我们医院的护士小刘就有严重的黑眼圈，常常被人笑称“国宝”。她说自从当了护士后，黑眼圈就挥之不去，什么茶水、土豆片啊，甚至用昂贵的眼霜，外加眼周按摩，这些她都做了，刚开始还有效果，但偷懒了一段时间后，黑眼圈又加重了，这下怎么也去不掉。

我心想，小刘年纪轻轻的，才26岁的女孩子，怎么会有这么深的黑眼圈呢？她说是经常熬夜引起的，但是她不熬夜的时候，也没见好转。我看她脸色发黑，眼神疲惫，身体内部肯定失调了。外在容貌是由内在因素决定的。按照中医的理论，肾主水，对应的颜

色是黑色，长期肾气亏损的人，会导致水湿代谢障碍，气血运行不畅，两眼缺少精气的滋润，黑色自然会浮于眼圈，形成黑眼圈。月经不调或体弱多病的女性，最容易眼圈发黑，说到底都是肾虚引起的，肾虚严重的女性还可能会出现黑眼袋。

说实话，像这种比较严重的肾虚并导致黑眼袋，过去常出现在老年人身上的情况，现在却越来越多地出现在年轻人身上，是非常值得注意的。换句话说，现在的年轻人，比以前的人更容易进入衰老期，这是不应该的。这既跟她们的生活习惯和生活环境相关，更跟生活的态度有直接联系。

那么黑眼圈一开始发青是怎么回事呢？中医认为，那是因为肝气郁滞或肝阴虚造成的。肝藏血，属木，其本色是青色，青色代表体内有寒证、瘀血。肝开窍于目，肝气滞留了，也会导致眼部血液循环不畅，显现出肝的本色。熬夜、常生气等都会导致肝阴虚火旺、肝气郁滞。

肝出了问题，肾也好不到哪去。中医认为是肝肾同源，肝主藏血，肾主藏精，肝血需要肾精的滋养，而肾精又依赖肝血来化生。如果肾精亏损，会导致肝血不足，而肝血不足，也会使肾精亏损。如果将肝看成树，那肾就是水，没有水浇灌，树就长不好。相反，如果没有树，水也很快蒸发干，就像没有树的荒漠一样藏不住水。

用现代的医学原理解释，也很容易理解肝和肾的关系。肾有通过尿液排毒的功能，如果排不出身体的水毒，血液中毒素的含量就会激增，这时负责解毒的肝脏自然要超负荷运转。长期下去，肝肾都会衰弱不堪，黑眼圈就永久生成了，这时在眼睛外部涂抹什么都是于事无补的。

我告诉小刘，要想彻底去掉黑眼圈，一定要养好肝肾，促进肝肾排毒，使眼部微循环顺畅。于是我推荐她喝枸杞桑葚粥，这个方子不但能增强体质，消除眼部疲劳，改善视力，还能消除黑眼圈。具体做法：取枸杞子5克，桑葚5克，山药5克，红枣5颗，粳米100

克，一起熬成粥食用。

枸杞子和桑葚都是补肝肾的良药。枸杞子可清肝明目，对肝肾阴虚有很好的疗效。《本草经疏》中说：“枸杞子味甘平，其气微寒，润而滋补，兼能退热，而专于补肾润肺，生津益气，为肝肾真阴不足，劳乏内热补益之要药。”枸杞子富含维生素、氨基酸和多种微量元素，特别是维生素A和胡萝卜素含量极高，可以起到美白、淡化黑色素的效果。

桑葚又名桑果，自古以来就是皇帝御用的补品，有“民间圣果”之称。它味甘、酸，性微寒，入心、肝、肾经，具有补血滋阴，养心益智、生津止渴、润肠燥等功效。桑葚含有丰富的活性蛋白、维生素、氨基酸、苹果酸、胡萝卜素、多种矿物质等成分，营养价值大大高于苹果和葡萄，可增强人体抵抗力，延缓衰老，美容养颜。另外，方中的山药、红枣可健脾胃，也可给皮肤提供营养，每周喝几次这个粥，坚持两个月就能起效。

我嘱咐小刘，如果平时没时间熬粥，也可以用桑葚、枸杞子、甘菊各5克，红枣5颗泡茶喝，也一样可以补肝肾。另外要多吃补肝肾以及富含维生素C的食物，比如坚果、水果蔬菜。小刘听了我的话，戒掉了熬夜的坏习惯，认真从饮食入手，再配合原来的外敷、按摩方法，调养了一段时间，终于将“国宝”的帽子摘掉了，不仅黑眼圈没了，身体也比原来好很多了，皮肤也比原来水灵了！

53. 消除眼袋水肿，有比做整形手术更好的方法

难题：眼袋水肿

偏方：

①取白茯苓10克，薏苡仁15克，莲子15克，芡实10克，山药15克，瘦肉或排骨适量，一起熬汤饮用。每天喝1次，每周至少喝3次，坚持2个月可见效。

②经常按摩位于外膝眼下四横指、胫骨边缘处的足三里穴。

近几年来，整形美容生意最火爆的是做双眼皮，排名第二位的就是祛眼袋。正所谓“眼睛是心灵的窗户”，眼睛是人与人交流时最先注意到的地方，跟眼睛相关的一切，都让女人关心备至。

我有个朋友就有比较大的眼袋，看到一个美容整形广告后也心动了，想去医院去掉眼袋。这个眼袋太影响她形象了，让她看起来比同龄人足足老了好几岁。当她信心满满准备迎接全新的自己时，她的一位同事给她泼了一盆冷水，说有人做过祛眼袋手术，漂亮了一阵子，后来眼袋又长出来了！朋友听了心都凉了半截，不知道该不该做，想了半天，她决定先打电话找我咨询。

我很坦白地告诉她，手术祛眼袋肯定有立竿见影的效果，但如果不消除产生眼袋的根源，它还是会堂堂正正地冒出来。过去，人们把眼袋看成是中老年人专属，可现在年轻人也出现了眼袋，原因是多方面的，比如常熬夜啊，或者卸妆时太用力拉扯眼部皮肤，不正确的按摩、揉眼等动作，都会催生眼袋。

想要彻底跟眼袋撇清关系，那也是不可能的，因为随着年龄增

长，眼部的皮肤新陈代谢减缓，皮肤的营养成分如胶原蛋白和弹性纤维会逐渐流失，皮肤一旦老化，脂肪代谢不出去，就会慢慢地在下眼皮处堆积起来，眼袋就这样产生了。眼袋就是眼部的小肚腩，活动的机会确实太少，很容易积累脂肪。

我那朋友听后觉得特冤枉，她现在也不老啊，才30岁，平时既不晚睡，也不化妆，更没什么不良小动作，怎么还会长眼袋？

我笑着说，这极有可能是身体内部失调引起的。从表面上看，眼袋是因为局部的血液、淋巴循环发生障碍而产生的，但其实在中医看来，眼袋与脾胃功能密切相关。人脾胃功能减弱，水分和食物吸收不佳，水湿运化不畅，就会形成眼袋，这种眼袋看起来鼓鼓的，俗称水泡眼。只要把这个脾胃虚弱的问题解决掉，那浮肿的眼袋自然会消除。

补脾的方法之前我已经介绍了不少，像我这位急性子的朋友，我建议她先服用几天参苓白术散，效果更快。这个药店有卖，主要材料是薏苡仁、莲子、白扁豆、桔梗、白茯苓、党参、山药、甘草、白术等，都是健脾渗湿的良方。不过，毕竟是药，口感不佳，长期吃可以改喝四神瘦肉汤进行食疗补脾，具体做法是：取白茯苓10克，薏苡仁15克，莲子15克，芡实10克，山药15克，瘦肉或排骨适量，一起熬汤饮用。每天喝1次，每周至少喝3次，坚持2个月可见效。

这个方子是由四神汤演变而来，四神汤是中医著名的健脾食方，包含了薏苡仁、莲子、芡实、茯苓这几味中药，是食补的极佳药膳，加入山药也可以，效果更佳。茯苓可利尿渗湿、健脾安神；薏苡仁可健脾止泻、利尿；莲子可补肾、养心安神；芡实有利于补脾肾；山药补脾胃、润滑皮肤。这几种材料搭配在一起，具有清火、利尿消肿、补脾益气、健胃止泻的功效，特别适合肠道机能软弱、食欲不振、消化不良的人，可帮助调节免疫系统，增强体质，养颜美容。常常脾虚腹泻、拉软便如泥状的人都可以多喝，不过便秘的人就不宜喝太多。

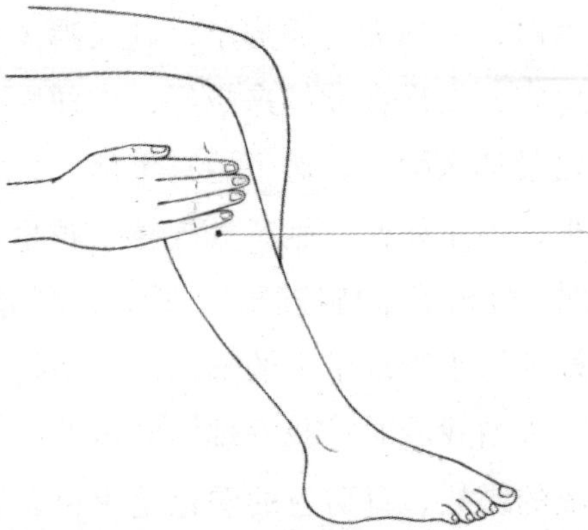

常按足三里穴，就能渐渐消除眼袋水肿。

上述几味药材单独煮水可能会比较涩，加入瘦肉、排骨、猪小肠或猪肚等，不但可以增强口感，还可以给皮肤提供脂肪、蛋白质、维生素、矿物质等营养成分，有利于加快眼部皮肤修复，促进皮肤新陈代谢。

除了食补外，我还建议朋友按摩足三里穴。眼袋和脚的穴位又有什么关系呢？从经络关系来看，眼袋产生的位置其实就在足阳明胃经起始的地方，而足三里穴也在足阳明胃经的通路上，也就是说，它们在同一条通道上。经常按摩足三里穴，能起到很好的补脾作用，脾胃一旦好了，气血顺畅，眼睛部位的营养供应足够了，新陈代谢走上正轨，眼袋自然会消除。

这个穴位很好找，在膝盖的髌骨（膝盖上这块圆圆像盖子一样的骨头）外侧下方，可以摸到一个明显的凹陷处，这里俗称膝眼。从这里开始，向下3寸（也就是自己的四横脂）这么远，划一条横线，在这条横线水平的位置再找到胫骨（从膝盖往下延伸到脚的这条直直的大骨头），在胫骨外侧一横指的地方与横线的交点，就是足三里。专业的说法比较简单，就是在外膝眼下四横指、胫骨的边缘处。

朋友听了我的话，还是半信半疑。回去后，她老老实实地吃了几天参苓白术散，发现大便成形了，她又喝了几天四神瘦肉汤，坚持按摩足三里穴，发现食欲越来越好，排便顺畅。过了一个月后，她的眼袋明显没那么肿了。这下她有了信心，再坚持一个月，眼袋就消了一大半，不止如此，她感觉气越来越足，皮肤也变好了，真是大丰收。现在她依然坚持按摩、食疗，眼袋基本消除了。

后来，她的同事听说了她的方法，也坚持做，结果效果不佳。她把同事带过来给我看时，我发现她同事的眼袋发黑，这不止是脾虚，还有肾虚的缘故。肾对应的颜色是黑色，肾虚会导致水分代谢失常，毒素瘀积，在眼部形成水肿，形成黑眼袋。

对于这种眼袋不光要补脾，还要补肾，于是我嘱咐她同事，平时少熬夜，喝水别等临睡前，下午5—7点是肾脏排毒的好时段，可以做做运动，按摩一下脚心，这样有助于肾脏排毒。另外，在喝四神瘦肉汤的基础上，也多吃点补肾的食物。之后她按我的方法坚持了大半年，眼袋真的在不知不觉间消除了。

54. 指甲苍白无光泽，用温水为自己美甲

难题：指甲干燥、无光泽

偏方：用温水泡手，如果指甲干燥，可以在温水里加入几滴橄榄油或杏仁油浸泡，浸泡完后用橄榄油细细按摩手，包括手背、指关节和指甲部位。

广州的地铁很拥挤，有一次我搭地铁去办事，快到公园前站时，两个女孩被身后的人推了上来，刚好和我挤在一块，面对面站着。这两个女孩二十出头的样子，一路都在低声聊天，一个女孩举起手，炫耀自己刚做过的指甲，另一个女孩见了很羡慕，说也想去美甲。当她举起自己的手时，我清楚地看到她的指甲比较苍白，没什么光泽，而且指甲根几乎没有我们常见的小月牙。

因为路程有点儿长，最后我忍不住出声，善意地提醒她要注意身体，从指甲上来看，她的身体应该不是太好。她有点惊讶，问我指甲跟身体有什么关系？我告诉她这个关系可大了，平时多注意一下指甲，真的能对自己的身体多一些了解。

一般健康的指甲红润、坚韧，平滑有光泽，指甲根部的甲半月是灰白色的。如果指甲形状和颜色不正常的话，就是你健康的警钟响了。

比如指甲脆弱而苍白，很可能是贫血的征兆；指甲的月牙消失或变得窄小，代表消化能力差；如果指甲出现一条条的纵纹，可能是缺少维生素A的表现，有些肝功能不好的人就常有这种纵纹；如果指甲出现横纹呢，代表肾功能不好；而凹陷的坑纹则是呼吸功能

不好的表现，那些常感冒、咳嗽、有肺病的人最容易出现这种坑坑洼洼的纹路。

这个女孩听了恍然大悟，她说她常常感冒、咳嗽，肠胃消化功能也不好，怪不得指甲有凹陷的纹，月牙也消失了几个。她说想去美甲，主要是想掩饰一下，觉得这样的指甲太丑。

我告诉她，像她这种脆弱的指甲，再美甲更是雪上加霜。

美甲的方法其实是不科学的，从医学角度讲，指甲表层有一层物质能保护指甲不被腐蚀，但美甲时则要把这表层锉掉，这样指甲就会对酸性或碱性物质的腐蚀失去抵抗力。经常美甲会引起指甲易断折，颜色发黄或发黑，还有可能会引起感染，形成甲沟炎。再说，用来美甲的表皮磨光剂、指甲增强剂等很多东西，你根本搞不清是什么成分，也可能含有毒物质，危害健康。

两个女孩听得睁大了眼睛，都说以后再也不去搞这个了。如果觉得指甲不好看、毫无光泽，自己有没有什么办法呢？

有个偏方可以起到美甲、美手的作用，就是用温水泡手。如果指甲干燥，可以在温水里加入几滴橄榄油或杏仁油浸泡，浸泡完后用橄榄油细细按摩手背、指关节和指甲等部位。长期坚持这个方法，不但可以让整只手的皮肤变得水润、富有弹性，指甲也会变得漂亮有光泽。

泡手真这么管用？另一个女孩不太相信。我告诉她，指甲之所以会干枯发脆，主要是因为身体内部气血不足，血流不到手指末梢造成的。通过温水泡手，可以促进手部血液循环，再加上橄榄油的营养成分，可以起到立竿见影的美手、美甲效果。

不过这个方法还不是根治的方法，要想彻底改善，还要通过饮食等让内脏功能变好。只有内养，指甲才会绽放出健康红润的状态。我提醒她们，平时要多吃芝麻、虾皮等含有钙的食物。因为手指甲是由角质组成的，而角质主要是由蛋白质和钙构成，其他成分还包括锌、钾、铁以及维生素A和维生素B。所以，多吃富含蛋白质、钙和维生素的食物，可使指甲健康、富有亮泽。

我还提醒那个脾胃不好的女孩子，要想吸收食物中的钙，就必须养好脾胃，我建议她平时多吃点小米红枣粥、山药粥等，一旦肠胃好转，气血充足了，指甲会长得很好看的。

55．过度劳累多白发，就喝黑芝麻桑葚粥

难题：早生白发

很老很老的老偏方：取黑芝麻、鲜桑葚各250克，捣烂后加入少量蜂蜜，每天服2次，每次服5克，用白开水送服。3个月为一疗程。

一头飘逸乌黑的秀发是每个女人都渴望的，秀丽的长发不仅让女人更有女人味儿，也是身体健康的标志。如果年纪轻轻就有了白头发，一般来说，肯定是身体出了问题，不管是从美容还是健康的角度出发，都值得引起注意。

去年，宋小姐来找我看病。她长得挺漂亮，唯独头发长得不好，还没到三十岁，头发里就混着不少白头发。为了掩饰这些白头发，她经常染发，还把头发扎起来，可就算遮掩得再好，自己心里还是不舒服。

医学上认为，头发的颜色，是由头发内髓质中所含的黑色素颗粒的多少决定的，而色素颗粒来源于毛发乳头部位的色素细胞，色素细胞生长色素的多少，与神经、内分泌、血液循环和营养有密切的关系。在中医看来，未老先衰长白发，主要是由于血热、肾气虚弱、气血衰弱等几方面原因造成的。一般年轻女性长白发，多因为血热或肝肾不足，而中年后长白发主要是因为肾虚、血气不足。

经过检查和问诊，我发现她的白头发是因为过度劳累、长期营养不良引起的，属于中医的肝肾不足、血热的范畴。我给她开了些汤药，除了六味地黄丸等中成药外，我还给了她一个食疗方，叫她

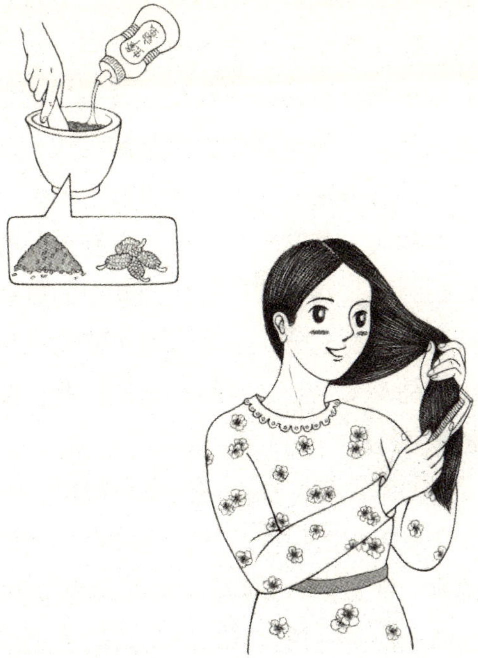

多吃黑芝麻桑葚粥，头发就会变得乌黑亮丽。

回去喝黑芝麻桑葚粥。取黑芝麻、鲜桑葚各250克，捣烂后加入少量蜂蜜，每天服2次，每次服5克，用白开水送服。3个月为一疗程。

宋小姐有点不太相信，这个方子真的能治白头发？我告诉她，坚持服用会有效果的。从中医的角度说，她的白发是由于肝肾两虚、气血不足引起的。血热引起血瘀，全身的血液循环不畅，无力将营养物质输送到头顶，头发因此得不到滋养。治疗时宜养肝肾，让气血顺畅，头发才能健康生长。黑芝麻是滋养护发常用之品，它味甘性平，入肝、肾、肺、脾经，有益肝养发、生津润肠的功效。《得配本草》说它能“补精髓，润五脏，通经络，滑肌肤，治尿血，祛头风”。桑葚性微寒，入心、肝、肾经，具有补血滋阴、生津止渴等功效。这两种材料合而为汤，可滋阴清热、降血脂，改善肝肾不足引起的少白头，可谓黑发养颜的佳品。

从现代医学的角度来说，上面的方子也是有根据的。现代研究发现，维生素B_1、维生素B_2、维生素B_6、烟酸、胡萝卜素和铜、铁等微量元素，会影响黑色素的新陈代谢以及头发的健康生长。头发的基本成分是角质蛋白，角质蛋白由氨基酸组成，包括胱氨酸、甲硫丁酸等，另外，还含有铜、铁、锌等微量元素，这些是保持头发油亮所必不可少的物质。芝麻富含蛋白质、膳食纤维、维生素B_1、维生素B_2、尼克酸、钙、铁等营养成分，其中的胱氨酸、甲硫丁酸是头发生长所需要的主要成分。桑葚含有丰富的维生素、氨基酸和多种微量元素，也是头发生长必需的养分。因此，多吃芝麻桑葚，可以促进头发健康生长。

宋小姐听了我的解说后，决定回去坚持服用。我建议宋小姐除了坚持食疗外，还要多方面加强营养，比如多吃西红柿、土豆、菠菜、芹菜等富含铜、铁元素的食物，还有富含胱氨酸、甲硫丁酸物质的黄豆、黑芝麻、花生、核桃等。宋小姐回去服用了上方一个疗程后，白发果然少了很多。

需要注意的是，桑葚有黑、白两种，鲜食以紫黑色为佳，未成熟的不能吃。脾虚、经常拉肚子的人也不宜吃太多的桑葚，可以直接服用黑芝麻粥。做法简单：取黑芝麻25克，炒熟后捣碎，加适量大米煮成粥，每天食用1次。这个方子可改善由于肝肾虚弱所引起的头发早白，对少白头有良好的疗效。

最后提醒一下，不是所有的少白头问题都与肝肾有关，身体内部任何一个脏腑出了问题，都有可能引起。如果是因为某些疾病引起的白发，最好先对症治病，不要盲目使用偏方，这样才能有效治疗白头发。

56．头发脱落不要怕，常喝生发茶就好

难题：脱发

很老很老的老偏方：

①取何首乌15克，川芎5克，核桃20克一起捣碎，煎水代茶饮。7天为一个疗程，一个疗程后要停服几天。

②取红花10克、合欢花15克、玫瑰花10克一同泡水，代茶饮即可。每天1次，坚持2个月可见效。

注意：何首乌不能长期服用或服用过量。阴虚火旺、上盛下虚及气弱者忌服川芎。孕妇、月经过多者忌服红花。

相信很多人小时候都看过动画片《樱桃小丸子》，有一集的情节是这样的：小丸子的爷爷脱发秃顶，小丸子得知芦荟可以治脱发，就用自家的芦荟叶给爷爷按摩涂抹头皮，期待爷爷长出乌黑的亮发。结果那棵芦荟全都被她拔光了，可爷爷的头上还是一片荒漠，寸草不生。许多人看了这个情节，都忍不住笑了出来。

或许有人会有疑问，芦荟治疗脱发到底管不管用？事实上，芦荟虽然有调理皮脂分泌、杀菌消炎的作用，可以消灭头皮中的真菌，去除头皮屑，缓解脱发，但也不能奢望仅仅靠这类外治方法可以起到奇效，要想从根本上治脱发，还得从内部出发。

人每天掉50～75根头发是很正常的，但如果长期超过了100根，那就要当心了。当然，我们不可能每天都去数一数掉了多少根头发，只要知道这个大概的数字就可以了。如果你看到自己在掉头

发，过一段时间，头发并没有明显减少，那就不用担心。

记得有段时间，我有个朋友掉发挺厉害，她听说何首乌可以治疗脱发，还打听到一个药方，就专门打电话向我咨询。药方是这样的：取何首乌15克，川芎5克，核桃20克，一起捣碎后煎水当茶喝。

这个方子对于肾气虚引起的脱发确实有疗效。中医认为，肾为先天之本，其华在发，肾气衰，发脱落。也就是说，肾精不足，全身的血液循环就会疲软，无力将营养物质输送到头顶，头上毛囊得不到滋养，渐渐萎缩，就会引起脱发。

何首乌是著名的生发中药，其性微温，具有补肝益肾、养血祛风的功效。宋代《开宝本草》称之“久服长筋骨，益精髓，延年不老”。现代研究发现，何首乌有强壮神经的作用，可健脑益智，促进血细胞的生长发育，具有显著的抗衰老、抗氧化功效，对神经衰弱、白发、脱发、贫血等病症有疗效。川芎擅长活血行气、祛风止痛。核桃补血养气、补肾填精、润燥通便，吃了可强身壮体，润泽肌肤，使头发浓黑。可以说，这个方子很适合肾气虚、血虚的脱发女性。

不过，肾气不足、血虚只是脱发的原因之一，中医认为，肝气郁结、阴虚火旺或脾虚湿盛也会造成脱发。肾气不足、血虚的人，一般比较虚弱怕冷，神疲乏力，头发稀疏；阴虚火旺的人，容易上火，脾气急躁，头皮干燥发痒，易起皮屑；脾虚湿盛的人呢，皮肤爱冒油，头发也油腻腻的。根据不同的情况，治疗的方法是不一样的。如果阴虚火旺的人，服用上述方子，那肯定是火上加油，让脱发更严重。而脾虚湿盛的人呢，补脾祛湿才是关键，也不能治错了方向。

近些年来，不少职业女性工作压力过大，经常性地精神紧张，很容易导致肝气郁滞。气滞化热，容易造成血瘀，气血不能上行滋养头发，使得生发无源，最终就导致脱发。我那朋友工作常不顺心，精神压力大，心情郁闷，无端生气，容易烦躁，口唇颜色也发暗，是肝气郁结的典型症状，疏肝理气、活血化瘀才是治疗要点。

我推荐她另一个方子，喝三花茶。就是将红花10克、合欢花15克、玫瑰花10克一同泡水，代茶饮即可。红花又名藏红花，具有疏经活络、通经化瘀的功效，自古就是行气活血药。《本草汇言》有记载："红花，破血、行血、和血、调血之药也。"合欢花性平味甘，也是安神解郁、滋阴补阳、活血行气的良药，主治郁结胸闷、失眠健忘，据《神农本草经》记载："合欢，安五脏，和心志，令人欢乐无忧。"至于玫瑰花就不多说了，它是出名了的理气解郁、活血散瘀的良药。这三花茶对于肝郁气滞、血瘀而导致的脱发，确实有不错的疗效。

朋友听了我的话，坚持服用两个月的三花茶，果然没以前掉发厉害了！

如今不少年轻女性脱发现象日趋严重，很多是因为过度减肥，或平时服用避孕药引起激素分泌失调造成的。对于这些原因造成的脱发，只要停止用药、注意营养就可以了。记住，不要盲目服用中药。像何首乌，服用一小段时间没问题，但长期服用或用量过大有一定的毒副作用。川芎对于阴虚火旺，上盛下虚及气弱的人忌服。红花对于孕妇、月经过多者，也要忌用。

那什么方法可以长期坚持？当然有，我建议大家勤按摩，每天用手指指腹前后按摩头皮，每次约5分钟，可以有效疏通头部经络，使气血顺畅，防止脱发。这个方法无副作用，还可以醒脑安神，舒缓压力，大家不妨坚持做。

57. 头发爱出油，一天不洗就难受，喝茯苓红枣粥

难题：头发出油多

很老很老的老偏方：

①取茯苓粉30克，粳米30克，红枣7颗。先把粳米加适量水煮沸，后放入红枣，粥成时再加入茯苓粉搅匀，稍煮即可。可当早餐食用。

②取菊花茶或绿茶茶叶20～30克（或茶包取2小包），冲洗干净，加1 000毫升水煮沸，滤除茶叶后，将茶水倒入脸盆中，加入清水稀释。待茶水稍凉后，用淡茶水直接洗头，然后把头发冲洗干净，再用茶水清洗1次，揉3分钟左右，用清水洗干净即可。每周洗2～3次。

注意：肾虚多尿、虚寒气虚的人忌服茯苓。用茶水洗头时，茶水不要过浓，也不要让浓茶附在头发上。一旦出现头皮过敏的情况要停用。

通常满面油光的人，头发也是油腻腻的。我们医院的护工张阿姨的头发就是油性的，几乎每天都要洗头，两天不洗就瘙痒难忍，头发湿漉漉地堆积在一块，没有生气和弹性，也给人不修边幅的印象。特别是潮湿的季节，更是让她难受。后来她来找我寻偏方，我叫她平时多喝茯苓粥就行，如今她的头发一直长得很好。

这个粥的做法是：取茯苓粉30克，粳米30克，红枣7颗。先把粳米加适量水煮沸，后放入红枣，粥成时再加入茯苓粉搅匀，稍煮即

可。常当早餐食用，可以去除头发油腻感。

为什么茯苓粥可以去除头发油腻呢？从现代医学的角度来说，油性头发是油脂分泌旺盛造成的。从中医的角度来说，头发油腻主要是因为脾虚湿盛。这种人通常是湿热或痰湿体质，是由于体内水湿运行失常，身体里的“污水”泛滥，不断地从皮肤排泄出去而导致的。湿热的人通常皮肤油腻爱长痘，而痰湿的人大多皮肤油光，体形偏胖。对付这种油性发质，重点是健脾祛湿。

茯苓味甘、淡，性平，健脾利水，尤其适合水湿内困、水肿尿少、胃口欠佳、大便稀烂的人服用。药用价值最好的当属云南出产的茯苓，称为云苓。在古代，茯苓就被当作养生佳品，王公贵族们常用茯苓和白蜜同服。当年慈禧太后就爱常年食用茯苓饼，有很好的养生功效，现在茯苓饼还成了北京特产，去那旅游的人都爱买几包带回去。

现代医学认为，体内湿盛多因脏腑有细菌感染。茯苓中的主要成分为茯苓聚糖，含量很高，能抑制多种细菌，还能增强机体免疫功能，有明显的保肝脏作用，对消化道溃疡也有预防效果。常喝茯苓粥可以调节脾虚湿盛的体质，平衡油脂分泌，从而改善油性发质。

需要提醒的是，茯苓不是人人都适合吃，肾虚多尿、虚寒气虚的人忌服。

除了茯苓外，湿热体质的人还可以常喝荷叶茶、薏米粥。荷叶消暑利湿，具有解热、抑菌、解痉作用。薏米健脾祛湿，现代研究证明它能增强肾功能，并有清热利尿作用，对慢性肠炎、消化不良等症也有效果。常常服用这两样东西，可以有效改善油性发质，同时还能起到减肥的功效呢。

在这里，还要提醒各位女性，清热祛湿的东西多是寒凉之物，不能天天吃，最好在饮食上下工夫，少吃辛辣油腻食物，营养均衡，多吃海带、紫菜、水果蔬菜、豆类、鲜奶等，长期健康饮食，不用靠其他药物，就能轻松解决头发油腻的问题。

有些头发油腻的人，总喜欢用强力去油的洗发水，却不知道这样会更加刺激头发，让油脂分泌更严重。还有些人认为，用啤酒洗头发可以去油养发，甚至天天这样洗。这样做起初确实可以去油去屑，但长期坚持下来，慢慢会发现头发越来越干枯，头皮屑也更严重。这是因为啤酒中含有酒精，它会破坏头皮的皮脂层，使头皮变得干燥、发痒。所以，干性发质的人千万不要尝试，油性发质的人也不要用得太频繁。

相比啤酒，我觉得用茶水洗头发更温和一些，效果也不错，可以选用菊花茶、绿茶等。取茶叶20～30克（或茶包取2小包），冲洗干净，加1 000毫升水煮沸，滤除茶叶后，将茶水倒入脸盆中，加入清水稀释。待茶水稍凉后，用淡茶水直接洗头，然后把头发冲洗干净，再用茶水清洗1次，揉3分钟左右，用清水洗干净即可。每周洗2～3次。注意茶水不要过浓，也不要让浓茶附在头发上。一旦出现头皮过敏的情况，要停用。

众所周知，茶叶中含有维生素、茶多酚，用茶水洗头可以缓解头皮瘙痒、去除油腻，对皮肤具有消炎杀菌的保健作用。不少女性用了这个方法，经过一段时日后，头皮油腻、头屑问题都改善了不少。

58. 早晚一勺乌芝羹，头屑烦恼不再来

难题：头皮屑多

偏方：

①取乌枣200克，黑芝麻500克，水煎3次，浓缩，加500克蜂蜜，搅拌成羹，早晚各取1汤匙，用开水冲服。连服1周见效后，可逐渐减少次数，至少坚持1个月。

②取桂圆20个，莲子50个，加适量清水，煮至莲子软熟即可服用。

头皮屑惹人厌，我们每个人都无法避免产生头皮屑，少量的头皮屑是正常的生理现象，因为那是新陈代谢的结果，是表皮角质不断剥落而成。但如果多到严重影响形象，那很有可能是病理性头皮屑。

我们小区陈大爷的孙女在一所外企工作，有段时间，陈大爷孙女的头皮屑特别多，散落在黑色的西装外套上，特别扎眼。为了去掉这烦人的头皮屑，她买了被宣传得神乎其神的去屑洗发水，刚开始真有效果，可没过多久头皮屑又东山再起了。

陈大爷的孙女后来找我，我告诉她，外用的去屑方法治标不治本，太频繁地使用强力去头屑洗发水，不但不能达到广告上说的效果，还会对头部的干性皮肤产生刺激，使干燥疏松的表皮脱落更严重。要想彻底摆脱头屑，我倒有个偏方：取乌枣200克，黑芝麻500克，水煎3次，浓缩，加500克蜂蜜，搅拌成羹，早晚各取1汤匙，用开水冲服。她服用了这个方子半个月，头皮屑就开始逐渐减少了。后来她一感到燥热，就吃几天乌芝羹，如今已经告别了头皮屑的烦恼。

头皮屑在医学上称为“头皮糠疹”，主要是由于油脂分泌旺盛，或因角质细胞异常增生而引起的，平时用脑过度的人最容易产生头皮屑。头皮屑严重会堵塞毛孔，使真菌增生，导致皮肤炎症。头皮屑分为干性和油性两种。干性头皮屑多松散地分布在头皮上，梳头或抓搔头发时很容易脱落，而油性头皮屑则多黏着在头发上，不易脱落。中医认为，干性头皮屑主要是因为血虚风燥引起的，秋冬季节容易加重，而油性头皮屑则多因湿热内蕴，潮湿、湿热的季节易加重。

陈大爷孙女的发质属于干性，头皮屑也是干性的，秋冬季节头皮屑明显增多，再加上她还有大便秘结、咽干、口干的症状，因此，可判断她的头皮屑是血虚风燥引起的。气虚、精亏、血瘀等都可导致血虚，而风燥是指风与燥这两种邪气结合在一起，多在秋燥时令爆发。一旦血虚失荣，化燥生风，就会导致皮肤粗糙干燥，脱屑瘙痒。治疗的基本原则是凉血清热、养血润燥。

上述方子就有润燥、柔肤、止痒的作用。乌枣又名熏枣，是鲜枣经过特殊的加工制成的，属于鲜枣的干制品。中医认为，乌枣入肝肾，滋补肝肾作用较强，能补中益气、养胃健脾、养血、润心肺、生津液、悦颜色，对贫血乏力、失眠有一定疗效。方中的黑芝麻、蜂蜜也是滋阴养血之品，具有滋阴润燥的作用。

现代医学认为，头皮脱屑除了与真菌等微生物感染有关，还可能与体内缺乏维生素有关。而乌枣就含有丰富的维生素与矿物质，枣中的环磷酸腺苷还具有免疫、防衰老的功效。此外，乌枣还富含膳食纤维与果胶，可帮助消化和软便。黑芝麻、蜂蜜也富含维生素，多吃能给身体补充营养，让头发得到养分滋养，增强头皮的抵抗力，改善头皮环境。油脂不再过分分泌、堵塞毛孔，真菌没有了油脂作为粮食，自然会减少，头皮屑的问题也会随之解决。

除了上方，还可以吃点桂圆莲子汤：取桂圆20个，莲子50个，加适量清水，煮至莲子软熟即可。这个方子也可以滋阴补肾、养血润肤。桂圆就是龙眼干，含有多种营养物质，有补血安神、健脑益智的功效。据药理研究证实，龙眼含葡萄糖、蔗糖和维生素A、维生素B等多种营养素，还富含蛋白质、脂肪和多种矿物质，具有抗衰老、增强非特异性免疫、美容养颜的功效。莲子安神益肾，跟桂圆搭配在一起，对付血虚风燥引起的头皮屑效果不错。

平时头皮屑不多，一到秋冬季节头皮屑就加重的女性，最好不要擅自用药物解决，注意饮食的合理搭配就可以了。比如常吃玉米等含植物蛋白较高的食物，还有像莴苣、卷心菜、菜花这类富含维生素E的蔬菜，能防止干性头皮屑和头发干枯。

附录

很老很老的老偏方·家庭疗法速查表

美白老偏方，美白其实很简单		
难题	老偏方	索引
皮肤晒黑	将3个生鸡蛋放入白酒中浸泡28天后，每晚取蛋清敷面。坚持3天，此后每周敷脸1～2次，1个月后可见效。	P2
肤色暗沉 便秘	取菠菜200克，熟猪血150克。菠菜先放入开水中焯2～3分钟，然后与猪血同煮，滚沸几次后加入葱段10克，盐、香油各少许，煮至熟后饮汤。每周喝3～5次。	P6
肤色暗沉 嘴唇青紫	取羊肉250克，仙茅15克，仙灵脾15克，生姜15克。仙茅、仙灵脾、生姜用纱布包裹放入砂锅内，再将切好的羊肉片放入砂锅，加适量清水，文火煮，熟后加入盐、食油、味精调味即可。每周喝2～3次，冬天可多喝，坚持2个月就能看到效果。	P9
脸色发黄 食欲不振	取山药30克，白扁豆15克，粳米15克，一起熬粥，放入少量白糖。每天喝1碗。	P13
面色青黄 脾气大	取茉莉花3～5克，白糖适量，加750毫升清水，煎至500毫升，去渣饮用，每天1次。也可以用开水冲泡茉莉花，加适量白糖频频饮用。	P16
皮肤黑 肺虚	取天冬30克，枸杞子15克，粳米90克。将天冬、枸杞子先用温开水浸泡5分钟，然后用清水冲洗干净，加水煎取浓汁，加入粳米煮成粥即可。每天喝2次，连续喝3～7天，此后每周喝2～3次，坚持1个月后可见效。	P20

面色萎黄 月经不调	白芍、白术、白茯苓各5克，甘草3克，用水煎服。也可以将白芍、白术、白茯苓打碎成粉，再泡茶喝。每周喝2～3次，坚持1个月可见效。	P23
皮肤暗沉 睡眠不足	睡前用温水泡脚15分钟左右，并坚持每天晚上10点睡觉，早上6点起床。	P25
日晒引起的黑色素沉着	胡萝卜1根，玉米1～2根，排骨或瘦肉适量，生姜1小块。将胡萝卜、玉米切成小块，和其他材料一起放入锅内，加适量水，煮开后改小火煲1～2小时，至胡萝卜软熟即可。每周喝2～3次。	P29
皮肤暗淡 辐射多	①取绿豆100克，海带50克，红糖适量。绿豆淘洗干净，将海带放入清水中浸泡几小时，洗净，切成海带丝，用清水冲洗后，与绿豆一同放入砂锅，加水煮至绿豆酥烂，加入红糖，拌匀饮用。每周喝3～4次。 ②午后喝1杯酸奶，或每天喝2杯绿茶，吃1个橘子，可有效防辐射。	P32
保湿老偏方，护肤先从补水开始		
难题	**老偏方**	**索引**
皮肤干燥	取莲子、百合各20克，猪瘦肉100克，放入锅中，加适量的清水炖煮至猪肉烂熟，调入少许食盐即可。每周服用3～4次，坚持1个月可见效。	P36
脸上 起皮屑	取鸡肉250克，栗子肉100克，适量姜片。将鸡肉、栗子、姜片一同放入锅内，加适量清水，武火煮沸后，文火煲1小时，然后调味食用。也可加入适量红枣、枸杞子。每周喝1～3次，2个月后可见效。	P39
皮脂油腻 爱长痘痘	取绿豆30克，薏苡仁50克，鲜百合30克，粳米100克，冰糖80克。将薏苡仁、绿豆、粳米洗干净后浸泡30分钟。在锅中放入绿豆、薏苡仁，煮至开花后加入百合、粳米，煮成粥后加入冰糖即可。每天服1次，连服3天。	P43

皮肤 易过敏	分别按摩太溪穴、照海穴、三阴交穴。每穴按3～5分钟，每天按揉2～3次，最好是在下午5—7点的时候按，坚持 2 个月可见效。	P47
秋冬季节 皮肤干燥 发痒	先取玫瑰花200克浸泡半小时，然后加水煎10分钟，把煎的水和花一同倒入浴缸或澡盆，加入2匙蜂蜜即可。泡完澡后，在身体容易干燥、发痒的部位涂上橄榄油。	P50
皮肤干燥	①将1只香蕉去皮捣烂后直接敷于面部，15～20分钟后洗净即可，然后涂上护肤乳液。 ②取香蕉3只，鲜奶150克，麦片100克，葡萄干50克，一同放入锅中用文火煮成糊，加入蜂蜜调味即可。	P54
皮肤粗糙 易衰老	坚持服用新鲜蜂王浆，最好是每天早晨用温水送服1～2汤匙。也可以早晚各1次，每天不得超过5克，空腹服用效果更佳。	P57
祛痘老偏方，帮你找回光滑清透的脸庞		
难题	**老偏方**	**索引**
满脸痘痘	①每天取鲜桑叶50克，煎水分3次服用。连用3～7天可见效。 ②用适量鲜桑叶，捣烂敷痘痘处，每次敷30分钟。每天1次，连用 1 周可见效。	P62
下巴 长痘痘	①用温水泡脚，水温不能太烫，40℃左右，泡30分钟就可以了。长痘严重、经期痛经时，可加入30克艾叶。一周泡2次，月经来前 1 周坚持每天泡脚。 ②取玫瑰花5克，山药200克，薏苡仁100克，大枣20克，冰糖适量。把薏苡仁倒入锅中，水开后用小火慢慢熬，30分钟后放入其他材料，文火慢熬，待煮烂后加入冰糖即可。每天早起食用1碗，每周服用3～5次，直至痘痘消失为止。	P65

鼻子上长痘痘	取牛蒡1根，冬瓜100克，排骨300克，盐少许。排骨焯水，放入一锅开水中炖煮30分钟，加入切成滚刀块的牛蒡炖上20分钟，再放入冬瓜炖上15分钟即可食用。每天喝1碗，坚持1周，情况好转，可逐渐减少服用次数。	P69
脸颊长痘痘	取女贞子、枸杞子各15克，菊花10克，每天煎水饮用。连喝1周，此后逐渐减少次数，坚持至痘痘消失为止。	P72
额头长痘痘	①取莲子45克，百合干25克，大枣50克，大米100克。将莲子、百合干、大枣泡开洗净，大米淘净。锅中加入适量水煮开，将上述材料放入已煮开水的锅内，小火煮烂成粥即可。每天喝1碗，坚持1周，此后每周喝3～5次，1个月后可见效。 ②取2～5克莲子心，每天晚上泡茶喝。	P75
丘疹	取鲜枇杷叶1 000克，洗净去毛，加水8000毫升，煎煮3小时后过滤去渣，再浓缩成膏，兑入适量蜂蜜混匀，贮存备用。每次吃10～15克，每天2次，连服3～5天可见效。	P78
嘴巴周围长痘痘	取小米100克，红枣50克，白糖适量。将小米、红枣洗干净用清水浸泡后，煮成稠粥，加入白糖即可。每天1小碗，7天后就能见效。	P81
黑头粉刺	用4～5滴牛奶兑盐，在盐半溶解状态下开始按摩黑头部位，按摩时动作一定要非常轻柔，半分钟后用清水洗净。每周1次。	P84
化妆品过敏，起皮疹	用大白菜捣烂敷患处，干痒难受时，可在脸上涂上薄薄的山茶油。每天1～2次，坚持1周可见效。	P86

痘印 痘疤	将新鲜的芦荟叶洗净擦干，撕掉表皮，轻轻地将芦荟叶汁均匀涂在患处，每隔1小时涂抹1次。连用3～7天，此后可减少次数，2周后可见效。	P89
祛斑老偏方，让你的脸像剥了壳的鸡蛋，永无瑕疵		
难题	**老偏方**	**索引**
面部色斑 排毒不畅	取赤豆、绿豆、黄豆各100克，白糖适量。将赤豆、绿豆、黄豆洗净浸泡至涨后，用豆浆机做成豆浆，加入白糖调味即可。每周服用2～3次，半年后见效。	P94
雀斑	取丝瓜2条，玫瑰花、菊花、白茯苓各15克，红枣10颗，瘦肉300克。先将丝瓜削去硬皮，切成块，其他材料用水浸洗。然后将瘦肉、红枣、白茯苓、丝瓜加水煮约1小时，最后加入玫瑰花、菊花及调味品，煮一会儿即成。每周服用3次。	P97
雀斑 黄褐斑	取鲜荔枝肉8颗（去核），粳米适量，同放锅中，加适量清水，急火煮开3分钟，改文火煮30分钟即可。也可直接食用新鲜荔枝，每天1次，每次不超过10颗，每周不超过3次。	P101
黄褐斑 内分泌 失调	①先将200克酒酿煮开，然后依次加入5克枸杞子、适量冰糖和50克搅拌均匀的鹌鹑蛋蛋液，最后大火煮开即可。每周喝几碗，坚持半年可见效。 ②白茯苓适量，研成粉末，用蜂蜜调和后敷面，15分钟后洗净。每周1次。	P103
黄褐斑 心情郁闷	①柿叶晒干，取50克研细末，加入50克凡士林搅拌成膏，洗脸后外涂即可。每周敷1～2次，2个月后可见效。 ②按摩胸口的膻中穴（位于两乳头连线的中点），方法是四指并拢，用指腹轻轻地以顺时针的方向按揉该穴周围，也可以从上到下按摩，每天按摩30下。	P106

妊娠斑	①取白芷10克，白附子10克，共研细末，加适量水和蜂蜜，调和成糊状用来敷面，20分钟后洗净。每周敷1～2次，坚持2～3个月可见效。 ②取桃花300克，白芷40克，同放瓶中，加上等白酒100毫升，密封1个月后开封取用。早晚取少许药酒于手掌之中，双手对擦，待手心发热后，来回擦面部。	P110
黄褐斑 妇科疾病	①按摩位于下腹部正中线上的关元穴和气海穴，各按压半分钟即可。 ②每天下午5–7点，用力按揉两腿的三阴交穴各15分钟左右。	P113
晒斑	每天喝1杯西红柿汁或经常吃西红柿。也可将西红柿压烂取汁，加入适量蜂蜜和少许面粉调成膏状敷脸，或直接用面膜纸沾上西红柿汁外敷20分钟。每周1次，坚持2个月可见效。	P116
黑色 黄褐斑	①取黑木耳10克，白木耳5克。将二耳共研细末，每次取5克左右加开水冲服，可添加蜂蜜。早晚各服1次，坚持1个月可见效。 ②取黑木耳30克，红枣20颗。将黑木耳洗净，红枣去核，加水适量，煮半个小时左右。每天早、晚餐后各服1次。	P119
老年斑	①取桃仁、甜杏仁、白果仁各10克，鸡蛋1个，冰糖10克，粳米50克。先将以上三种果仁研成细末，粳米淘洗干净，放入砂锅内，加三种果仁的细末和适量水，用旺火煮沸，改用文火慢熬，中间打入鸡蛋，粥和蛋都煮好后，加入白糖调匀。每周可服用3～4次。 ②买现磨的花生芝麻粉，添加适量蜂蜜，冲开水服用。每周至少服用3次，半年后可见效。	P122

抗皱老偏方，让别人猜不出你的年龄		
难题	老偏方	索引
年纪轻轻长皱纹	取猪皮250克，白蜜100克，米粉50克。猪皮加4碗水，煮后取2碗汁，加米粉、白蜜一起熬香即可。每周服用2～3次，2个月后可见效。	P126
气血不足长皱纹	取鲫鱼1条，瘦牛肉250克，猪蹄1只，山楂、红枣各适量。将猪蹄、鲫鱼、瘦牛肉洗干净，牛肉切碎，山楂、红枣去核。把所有食材放入锅中，加2升水，小火煮2个小时即成。每周喝1～2次，坚持半年可见效。	P129
久坐少动长皱纹	①用手指或毛刷自上而下、从头到脚揉擦正面全身（5遍），细细按摩小腿、大腿四周（半分钟），再自上而下揉擦后脑勺和背部脊椎两边（15～30遍），从头顶揉到屁股后骨头（5遍），最后以打圈的方式按摩腹部（30遍）。 ②用指尖适当取一点精油或乳液，然后轻轻地在脸四周一圈一圈地按摩，按摩一般持续1分钟左右。最好晚上进行，每晚1次。	P132
额头纹抬头纹	取小麦、百合各25克，莲子肉15克，大枣2颗，甘草6克。把上述材料分别洗净，用冷水浸泡半小时，倒入锅内，加水至750毫升，用大火烧开后，小火煮30分钟。之后滤汁，连炖2次，混合饮用。心情烦躁时可连服3～5天，此后偶尔服用，坚持半年可见效。	P136
眉间皱纹	每天吃5～10粒甜杏仁。也可取杏仁100克，冰糖适量，水适量。杏仁去壳，用温水浸泡1小时后，放进豆浆机或者榨汁机中，按照杏仁和水1:4或者1:5的比例加水，充分搅拌打碎。打好后过滤，将杏仁露倒进锅子里，用小火慢慢煮，加入适量冰糖，煮开后马上关火，最后漂走漂浮在表面的泡沫，凉后饮用，每周喝几次，坚持2个月。	P139

眼下皱纹	①分别按压眼周的睛明穴、承泣穴、瞳子髎穴，每穴按压5～10次。也可以沿着眼睛周围按摩几圈。 ②将银耳熬成浓汁，然后装入小瓶进行冰镇，每次取3～5滴，涂在眼角、眼周。每天1次，坚持1个月。此后每周1次，可预防皱纹生成。	P142
鱼尾纹	①取紫花地丁、菊花各9克，赤芍6克，将药材用冷水浸泡30分钟，然后加水煎。可以用来喝，也可以过滤取汁用面膜纸蘸取敷在眼部，15分钟后洗净即可。每周1～2次。 ②将食指或中指按在双眼两侧，轻轻闭上双眼，同时用中指或无名指撑住眼皮，当眼皮垂下时，手指缓缓地朝两旁耳朵方向拉，从1数到5，然后松手休息。重复上述动作6次。	P145
法令纹	①取人参、黄芪、白术、茯苓各10克，用水冲服即可。每天喝1次，7天为一疗程。 ②取黄芪15克，党参10克，大枣30克，粳米100克。黄芪、党参煎水取汁，与大枣、粳米一同熬粥食用。 ③双手交替由下巴按摩到耳根部，然后用拇指点按颊车穴1～2分钟，每天坚持按摩2～3次。	P148
干纹细纹	取当归、黄芪、白芷各6克，三七粉3克。将上述药材研成细末，取5克药粉加入3毫升左右的蜂蜜，再加适量水调匀涂在脸上，避开眼睛和嘴唇周围，30分钟后用温水洗净。每周做1～2次，3个月后见效。	P152
颈纹	①在脖子上涂一层薄薄的护肤霜或橄榄油，从下向上，用指腹轻轻画圈按摩。按摩时最好连带锁骨到胸口的部位，重点按摩指压天突穴，顺时针、逆时针各8圈。 ②将土豆削皮煮熟，捣成糊状，加1匙植物油和鸡蛋清搅匀，趁热涂敷。每周1～2次，坚持2个月可见效。	P155

其他美容老偏方，护肤难题一扫光		
难题	老偏方	索引
毛孔粗大	将酸奶与蜂蜜按照3:1的比例混合，搅拌均匀，敷在面上，约15分钟后清洗干净。每周敷1～2次，坚持2个月。	P160
角质层厚死皮多	①取嫩豆腐半块，牛奶适量，面粉1大匙。将豆腐捣烂成泥，先将面粉放入碗中，再依次加入牛奶、豆腐搅拌均匀至黏稠状。洗干净脸后，将调好的面膜均匀敷到脸上，15分钟后，用清水洗净即可。每周1～2次。 ②燕麦粉加1小勺橄榄油，抹到身体有死皮的部位，如脸、手脚关节处，打圈按摩几分钟后，用水洗净。	P163
大饼脸	①取冬瓜300克，玉米1根，胡萝卜1根，冬菇（泡软）4朵，瘦肉100克，姜2片。锅中放入所有材料，煮开后以慢火煲2小时，下盐调味即可。每周喝1～2次，坚持2个月见效。 ②做吹泡泡鼓起嘴的动作，最少要坚持10秒，然后再瘪起嘴，也坚持10秒。反复做几次，可减少脸上的赘肉。	P165
脸部松弛下垂	①先将按摩膏在手上搓热，然后找到耳后凹下部位的淋巴结，用大拇指和食指按摩；接着，用手掌按住脸部，手指朝太阳穴方向，向上移动手掌，拉动嘴角的皮肤；最后将手放在腮部，稍用力向上拉动皮肤，跟第二步的动作相似。这三个步骤重复做5～6次。 ②每天保证至少吃一大碗米饭。	P168
黑眼圈	取枸杞子5克，桑葚5克，山药5克，红枣5颗，粳米100克，一起熬成粥食用。每周喝2～3次，2个月后可见效。	P172

眼袋水肿	①取白茯苓10克，薏苡仁15克，莲子15克，芡实10克，山药15克，瘦肉或排骨适量，一起熬汤饮用。每天喝1次，每周至少喝3次，坚持2个月可见效。 ②经常按摩位于外膝眼下四横指、胫骨边缘处的足三里穴。	P175
指甲干燥无光泽	用温水泡手，如果指甲干燥，可以在温水里加入几滴橄榄油或杏仁油浸泡，浸泡完后用橄榄油细细按摩手，包括手背、指关节和指甲部位。	P179
早生白发	取黑芝麻、鲜桑葚各250克，捣烂后加入少量蜂蜜，每天服3次，每次服5克，用白开水送服。3个月为一疗程。	P182
脱发	①取何首乌15克，川芎5克，核桃20克一起捣碎，煎水代茶饮。7天为一个疗程，一个疗程后要停服几天。 ②取红花10克、合欢花15克、玫瑰花10克一同泡水，代茶饮即可。每天1次，坚持2个月见效。	P185
头发出油多	①取茯苓粉30克，粳米30克，红枣7颗。先把粳米加适量水煮沸，后放入红枣，粥成时再加入茯苓粉搅匀，稍煮即可。可当早餐食用。 ②取菊花茶或绿茶茶叶20～30克（或茶包取2小包），冲洗干净，加1 000毫升水煮沸，滤除茶叶后，将茶水倒入脸盆中，加入清水稀释。待茶水稍凉后，用淡茶水直接洗头，然后把头发冲洗干净，再用茶水清洗一次，揉3分钟左右，用清水洗干净即可。每周洗2～3次。	P188
头皮屑多	①取乌枣200克，黑芝麻500克，水煎3次，浓缩，加500克蜂蜜，搅拌成羹，早晚各取1汤匙，用开水冲服。连服1周见效后，可逐渐减少次数，至少坚持1个月。 ②取桂圆20个，莲子50个，加适量清水，煮至莲子软熟即可服用。	P191

读客® 家庭健康必备书

负责任地将“**实用**”“**有效**”“**安全**”的健康知识递到您的手中

什么是“读客家庭健康必备书”？

“读客家庭健康必备书”是读客图书为中国千百万家庭精心打造的保健类优质图书品牌。这个品牌的每一本书、每一个作者，读客都精挑细选，优中选优，只为负责任地将“实用”“有效”“安全”的健康知识递到您的手中。

请记住“读客家庭健康必备书”的3个特点：

1. **实用**：速查速用，方便实惠。
2. **有效**：内容的有效性均受专家审核认定。
3. **安全**：作者医师证向社会公开，受社会监督。

掌握健康知识，呵护全家健康，就读“读客家庭健康必备书”！